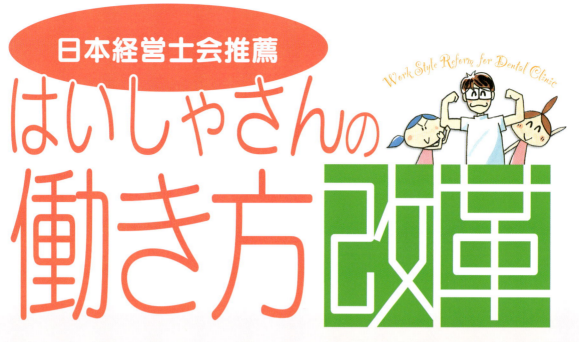

日本経営士会推薦

Work Style Reform for Dental Clinic

はいしゃさんの働き方改革

小原啓子　松坂文則
河野佳苗　池内麻衣　編

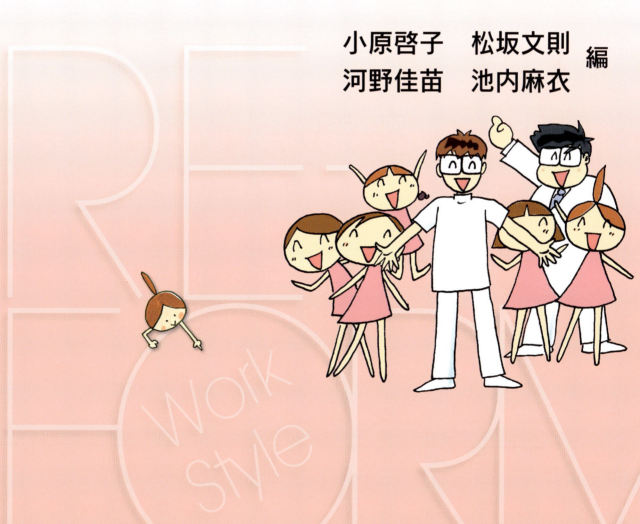

医歯薬出版株式会社

編集
(株)デンタルタイアップ　小原啓子・河野佳苗・池内麻衣
松坂社会保険労務士事務所　社会保険労務士　松坂文則

執筆
(株)デンタルタイアップ
小原啓子・河野佳苗・池内麻衣・畠山知子・藤田昭子・石田眞南・片岡さおり

編集協力
岡本　甫　税理士事務所　上田一郎

執筆協力
医療法人社団ハッピー歯科医院	福村安紀
医療法人 T＆K坂井おとなこども歯科	坂井清隆
医療法人幸恵会カツベ歯科クリニック	勝部義明
医療法人口福会パール歯科	佐々木良二
渡辺歯科医院	渡辺　肇
医療法人社団のぞみ歯科医院	小島一敏
医療法人仁誠会あっぷる歯科医院	吉元利仁・加藤雅乃
やまざき歯科医院	山崎史晃・川波春香

写真協力
鹿児島県鹿児島市	医療法人仁誠会あっぷる歯科医院
大阪府大阪市	医療法人幸恵会カツベ歯科クリニック
徳島県吉野川市	医療法人きりの歯科クリニック
広島県安芸郡	医療法人誠和会クボ歯科クリニック
兵庫県神戸市	佐伯歯科医院
石川県河北郡	医療法人社団のぞみ歯科医院
宮城県石巻市	医療法人 T＆K坂井おとなこども歯科
石川県金沢市	医療法人社団ハッピー歯科医院
島根県浜田市	医療法人口福会パール歯科
大阪府豊中市	松林歯科
香川県坂出市	みどりの歯科医院
富山県射水市	やまざき歯科医院
福岡県北九州市	渡辺歯科医院

イラスト
真砂　武

This book was originally published in Japanese under the title of：

HAISHA-SAN NO HATARAKI-KATA KAIKAKU
(Work style reform for dental clinic)

Editors：
OBARA, Keiko et al.
OBARA, Keiko
　Dental Tie-Up Director

© 2018 1st ed.

ISHIYAKU PUBLISHERS, INC.
　7-10, Honkomagome 1 chome, Bunkyo-ku,
　Tokyo 113-8612, Japan

はじめに

　多くの方々のご支援をうけ，デンタルタイアップの10周年の節目に，本書の出版の機会をいただきましたことに感謝申し上げます．また，このたび日本経営士会のご推薦をいただきましたことに深謝いたします．

　私どもは，歯科医院の組織づくり・仕組みづくりを提案する会社です．歯科衛生士という職種のなかから見える対応は，前例がないゼロからの出発でしたので，多くの歯科医院の皆様方との協働作業のなかから，いろいろな仕組みが生み出されてまいりました．

　他の業界では確立されている仕組みも，規模の小さな組織である歯科医院においては，そのまま使うことはできません．歯科医院から出されるいろいろなヒヤリハットやインシデント，日頃から困っていることの解決から，また，ときには院長先生から私どもへの叱責やご注意いただいた点の解決を通して，いろいろな仕組みが確立されてまいりました．どの仕事も，初めからうまくいくものなど何もありません．慣れない内容業務で四苦八苦しながら，互いに話し合いながら，一つひとつの仕事を丁寧に積み上げていくことの繰り返しです．デンタルタイアップもまさしく，その小さな努力の積み重ねにより今があり，歯科医院の皆様とのかかわりあいのなかで，私どもは成長させていただきました．

　さて，世の中を見ますと，激動の時代です．

　日本の少子高齢化は深刻度を増し，生産年齢人口は大きく減少し，国の財政状況もきわめて苦しい状況です．その中で，女性活躍推進が進み一億総活躍時代が謳われ，いかに働くかが問われる時代になりました．それは，歯科業界においても同じです．

　2007年，2014年に行われた第5次・6次医療法改正は，働く場の改善を組み込んだ，医療の質を上げるためのすばらしい法律改正でした．その法改正に合わせて，厚生労働省研究班より「医療分野の『雇用の質』向上のための勤務環境改善マネジメントシステムの導入の手引き」が策定され，翌年にはその改訂版が公表されました．

　厚生労働省においては，2017年に歯科衛生士に対する復職支援，離職防止等推進事業を予算化し，それを受けて日本歯科衛生士会では，歯科衛生士復職支援や新人歯科衛生士技術支援に対するガイドラインを作成．さらに歯科衛生士の育成プロセスを具体的に示しました．私どもも，その作成に参画いたしましたが，この内容は地道に積み重ねてきた経営学を基盤とした組織の仕組みづくりそのものです．

　したがって，私どもの活動は，組織づくりを法律のとおりに行っているにすぎませんが，多くの歯科医院で「雇用の質」向上の好循環サイクルや組織の成長プロセスを確認してきました．まさしく「医療分野の『雇用の質』向上のための勤務環境改善マネジメントシステムの導入の手引き」に書かれているとおり，「雇用の質を上げると医療の質が上がり，その結果患者さんの満足度は向上し，歯科医院の経営は安定する」の実現です．

　今ここに，自分たちの手で自分たちの組織を成長させ，「働き方改革」を行っている歯科医院の皆様の声をお借りして，その醍醐味を紹介いたします．

　また，日本経営士会のご推薦を受けたことで，私どもはこの本の内容を確信を持って公開いたします．

　すばらしい職場づくりは，きっと1人ひとりの生きる喜びを創造するはずです．

編集代表　小原啓子
松坂文則
河野佳苗
池内麻衣

勤務環境改善マネジメントシステム導入
基本的な流れとポイント

| ①方針表明 | ②体制整備 | ③現状分析 | ④目標設定 |

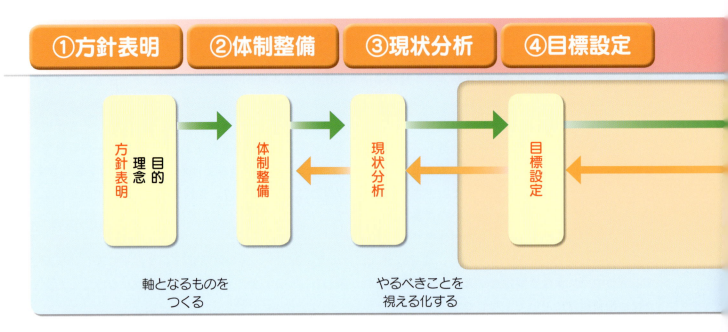

軸となるものをつくる　　　　やるべきことを視える化する

トップとして宣言
患者さんのため
スタッフのため
社会のために
カイゼンします

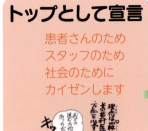

まず一歩
小さなカイゼンから始めましょう

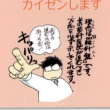

私たちの手でできることがあるかも

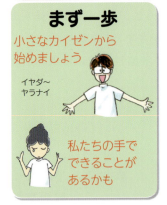

発言して行動
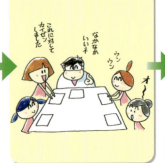

チームとして動く
体制を整える
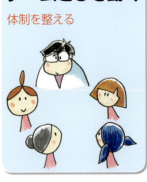

数字で確認
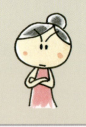

時には聞き取り
面接
アンケート
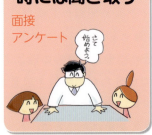

全体を見る
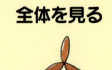

目　標
分析をもとに考える
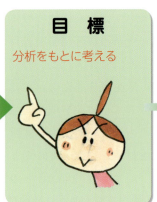

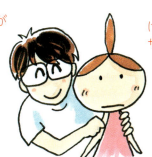

じっくり
取り組むのが
基本よね

思い付きや
あせってやると
失敗しますヨ!!

けっこう長い
サイクルですね

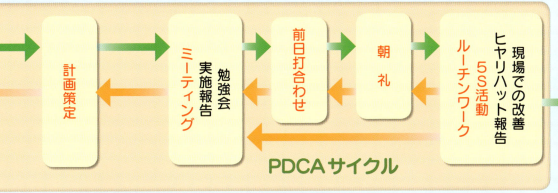

⑤計画策定　⑥取り組みの実施　⑦評価・改善

計画策定 → ミーティング／勉強会／実施報告 → 前日打合わせ → 朝礼 → ルーチンワーク／5S活動／ヒヤリハット報告／現場での改善 → 永く勤められる体制へ

PDCAサイクル

計画を確認する／計画を修正する　日々の仕事を実践する　日々の仕事を確認する

計画
誰が
いつまでに
何をするのかを明確に

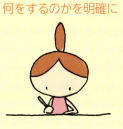

アクションプラン
（ガントチャート）

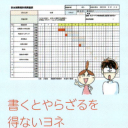

書くとやらざるを
得ないヨネ
説明会開いてね

団結して取り組む
朝礼や昼礼

ミーティング
会議

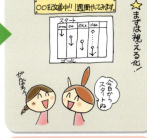

標準化
マニュアルの作成・改正

柔軟な対応
ソレモアリヨネ

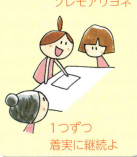

1つずつ
着実に継続よ

客観的評価

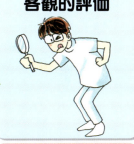

ヒヤリハットからの改善

PDCAサイクルを意識

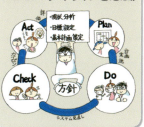

Contents

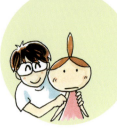

はじめに iii
勤務環境改善マネジメントシステム導入　基本的な流れとポイント iv

第1章　働き方改革のなぞ

働き方改革ってなに？　人生を豊かにする取り組み 2
働き方が変わった　気負わず楽に考えてみましょう 3
どうして変わらなければならないの？　あなたと仕事がしたいんです！ 4

職場として働き方を応援!!　ワークライフバランスのとれた生き方 6
どの歯科医院でも実践できるの？　働き方改革ができる条件 7
働き方改革なんて「断固反対!!」と思っている方々へ　実は法律が変わっています 8

第2章　働くための環境を理解しよう

いろいろな働き方があってもいいんじゃない？　―様々な雇用形態 10
永く勤めるためにどう考えればいいの？ 11
求人票からご縁はつながる　ココを確認してみましょう 12
理解しあって働くための労働条件の確認 14

しばらく様子を見てみましょう　試用期間 15
お給料（給与）のしくみを知っておこう 16
給与明細書を見てみよう 17
歯科医院でチェック　安心して働くための国の仕組み　労働保険と社会保険と税金 18
福利厚生ってなに？　仕事への意欲や能率を上げるための医院の姿勢です 19
しっかり働くには休むことも大切　でもそのためには協力しあう体制が必要 20
仕事が原因でのケガや病気　もしもの時の労災保険―労働基準監督署・公共職業安定所 21
「子供ができたからムリ」って言っていませんか？ 22
「子供が小さいから働くなんてムリ」って思っていませんか？ 24
子供がいるからフルタイムで働くのはムリ？　看護休暇と短時間勤務制度を考える 26
家族に介護が必要に！　介護休業と介護休暇を考える 27
最後の最後に決断　退職時のルール　最後まで責任もった仕事をしよう！ 28

第3章　勤務環境改善マネジメントシステム導入　働きやすい職場を創ろう

勤務環境改善マネジメントシステムの考え方 30
勤務環境改善マネジメントシステムってなに？　私たちの人生を豊かにできる
　　仕組みです 32
働く場を勤務環境改善　マネジメントシステムで改善しよう 33
雇用の質の向上ってなんのこと？　取り組む領域は4つ 34
できていますか　あなたの歯科医院 35

勤務環境改善マネジメントシステム導入　基本的な流れとポイント　手順を踏むことが大切 36
①方針表明　軸となるものをつくる　組織であるからこそ目的を明確にする 38
②体制整備　やるべきことを視える化する　体制整備ができてはじめて責任をもって動けるようになる 40
③現状分析　これぐらいはいつも見ておこう　数字は，やってきたことに対する結果として表れる!! 42
④目標設定　やるべきことの到達点を決める　目標をもって取り組もう 46

| ⑤計画策定　計画を立てる　アクションプラン（ガントチャート）を書いてみよう！！ ... 47
| ⑥取り組みの実施　日々の仕事を実践する　組織は動く 継続は力なり ... 48
| ⑦評価・改善　日々の仕事を確認する　雇用の質が上がることで医療の質や経営の安定がはかられる ... 49

第4章 大切に人を育てよう　勤務環境改善マネジメントシステムを応用した新人育成のプロセス

人材育成にも活用できる　勤務環境改善マネジメントシステム ... 52
価値観や考え方は違っていて当然です　ジェネレーションギャップ ... 53
人材の育成はどのように進めるの？　育成には順番があります ... 54
人材育成 ①方針表明　人を雇うかを検討した上で方針表明　人を雇うって大変なこと ... 56
人材育成 ②体制整備　雇うためには全員体制で臨む　担当を決め計画的に進める ... 58
人材育成 ③現状分析　やるべきことを視える化する　組織と新人の状況を現状分析シートで確認しよう ... 70
人材育成 ④目標設定　どこまでやれば合格なのか　新人は広く浅く理解するのが基本 ... 74
人材育成 ⑤計画策定　新人教育を視える化する　育成プログラムを立ててみよう ... 75
人材育成 ⑥取り組みの実施　計画に則って新人を育てる　全体で情報共有しながら実践する ... 80
人材育成 ⑦評価・改善　教育しやすい体制へ　ヒヤリハットを大切に扱う ... 81
新人が入ってきたのに逆に忙しくなったって思っていませんか？　実は忙しくなっています ... 82
働く環境だけでない 心も問題　人の気持ちを大切にする人間関係論 ... 83
どの業界だって努力している　国や自治体の支援を利用して職場づくりを行おう ... 84

第5章 働き方改革実践歯科医院

国をあげて取り組む　ワークライフバランスの推進 ... 86
理念で支えられる組織づくり　株式会社 デンタルタイアップ ... 89
継続から生まれる組織の新たな体制　医療法人社団 ハッピー歯科医院 ... 90
復興からの働き方を考える　医療法人T＆K 坂井おとなこども歯科 ... 92
カツベ歯科クリニックでの大胆な働き方改革　医療法人幸恵会 カツベ歯科クリニック ... 94
院長としての覚悟　医療法人口福会 パール歯科 ... 96
歴史ある歯科医院での働き方改革　渡辺歯科医院 ... 98
働きやすい歯科医院への道のり　医療法人社団 のぞみ歯科医院 ... 100
あっぷる歯科の「働き方改革」は5Sから始まった　医療法人仁誠会 あっぷる歯科医院 ... 102
余裕ある時間確保のための働き方改革　やまざき歯科医院 ... 104
安心・安全な歯科医療を継続して提供するために　かかりつけ歯科医機能強化型歯科診療所になろう ... 106

第6章 働く場の拡大

活躍できる場の拡大　私たちが活躍できる場 ... 108
私たちの活動の場の広がり　地域全体で生活を支える仕組みづくり ... 110

おわりに ... 112
参考文献 ... 113

第1章
働き方改革のなぞ

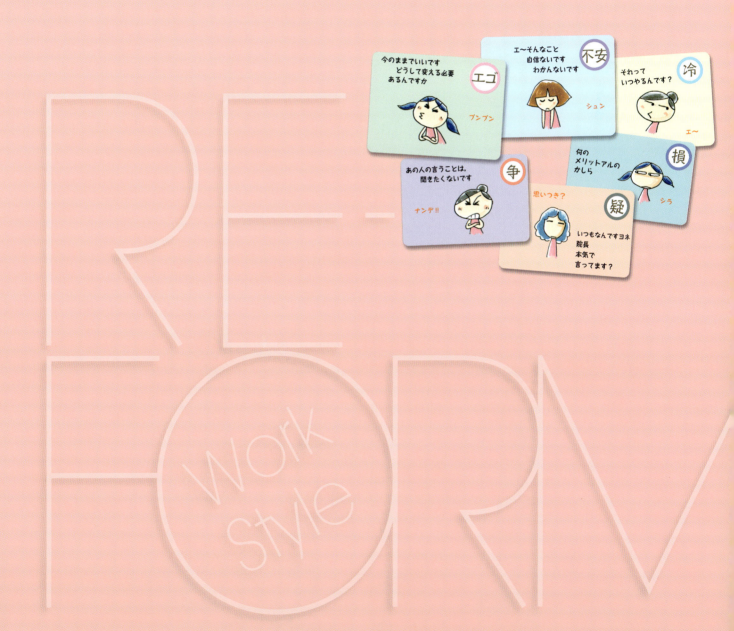

働き方改革ってなに？
人生を豊かにする取り組み

「働き方改革って何ですか？」の問いに対して，
私たちは「人生を豊かにする取り組みです」と答えます．
国は昨今の深刻な労働力不足を解決し，一億総活躍社会をつくるために次の点を重要と考え，
具体的な取り組みを提案しています．

重　要	具体的な取り組み（抜粋）
①働き手を増やす ②出生率の上昇を目指す ③労働生産性を向上させる	①長時間労働を改善 ②同一労働ならば同一賃金 ③柔軟な働き方を支援 ④人材育成の環境整備 ⑤両立しやすい環境作り（子育て，看護，介護等） ⑥限られた資源を活用して最善の歯科医療を提供

（参照：厚生労働省 働き方改革実行計画 平成29年3月28日をもとに改変）

歯科医院でも「働き方改革」に取り組むことで，今よりもっと人生が豊かになるはずです．
「働き方改革」にチャレンジしてみましょう．

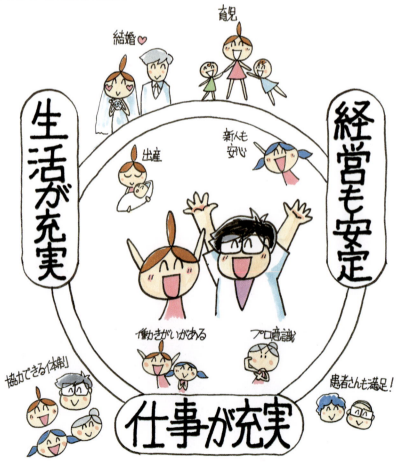

働き方が変わった
気負わず楽に考えてみましょう

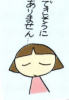
働きたいけど1日中はムリ どうにかなるのかな？
できごとうにありません…

働き方を変えてみますか？

常勤じゃなくともパートやアルバイトでもいいのです．でも，もっと柔軟な働き方もあるはずです．

短時間正社員
フルタイムでなくても大丈夫．永く勤めるためには新しい考え方も必要．

ワークシェアリング
数人で，1人分の業務を分けて担当します．助け合う仕組みです．

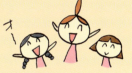
それならできそう

どうしても休みたいときがあるの…

働き方を相談してみますか？

有給休暇の5日分は時間休がとれるようになりました．まずは職場に相談してください．

ワークライフバランスの時代
・働きながら学校に行きたい
・ボランティアに参加したい
・育児，介護が大変
・学校行事でどうしても休みたい
・体調が悪く長めの休みがほしい

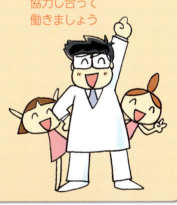
協力し合って働きましょう

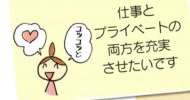
仕事とプライベートの両方を充実させたいです

あなたの働き方を応援します

1週間の労働時間は40時間（一部44時間）．
昼休みを短くして早く帰れるようにすることも不可能ではありません．
夕方からの時間の活用ができます．

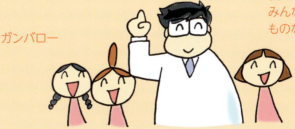
ガンバロー
私たちの職場はみんなで創り上げるものなのヨ

どうして変わらなければならないの？
あなたと仕事がしたいんです！

あなたに辞めてほしくないのです．
一緒に働き，喜びを分かち合い，人生を語りあい，そんな職場にしたいんです．

マネジメントとは，**管理すること，経営すること**（大辞林）ということです．
だから，すべての業界，職種で必要とされます．

生産年齢人口は，減少の一途をたどっています（図）．より良い歯科医療サービスを提供するためには，人材確保は必須であり，永く勤められる体制をつくることが歯科医院としての責任です．

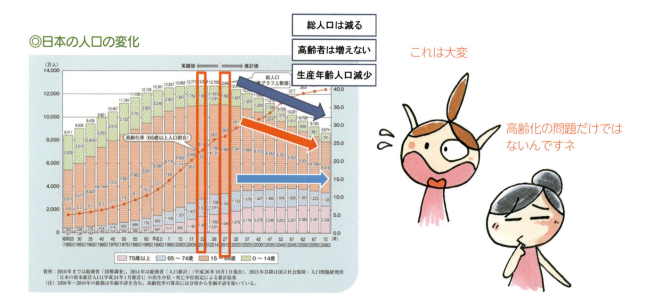

◎日本の人口の変化

- 総人口は減る
- 高齢者は増えない
- 生産年齢人口減少

これは大変

高齢化の問題だけではないんですネ

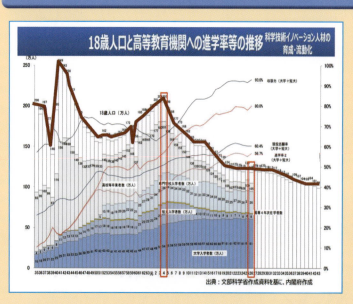

18歳人口は平成4年時の半分にまで減りました．

生産年齢人口を確保するには，次の点が考えられています．

① 新人が辞めない教育システムを整備する
② 永く勤務できる体制をつくる
③ 外国人の受け入れを行う
④ ITやロボットを導入する

私たちがすぐにできることは，①と②です．できることから少しずつ取り組んでみませんか．

2010年に医療福祉分野は，すべての業界を抑えて女性の労働人口1位となりました．

医療福祉分野は，成長産業として注目されています．

2015年の雇用動向調査（厚生労働省）によると，医療福祉分野での人の動向は，入職16.2％，離職14.7％です．入職が上回っていますから，私たちの業界は少しずつ人が増えています．

しかし，14.7％の人が辞めているのも事実です．落ち着いて考えてみましょう．

この数字から推測すると，私たちの歯科医院においても，6〜7年経てば，総入れ替えぐらいに人が変わっていてもおかしくありません．もっと永く勤務できないものでしょうか．

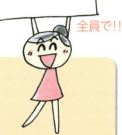

人生は仕事と生活のバランス　安心できる職場が必要

歯科医院の仕事も，永く勤めているといろいろな試練が降りかかります．

社会に出て，学生時代とのギャップに苦しむ「リアリティショック」．慣れてくると任される業務は拡大し変化します．また，組織の中での役割が増え，こんな仕事までやらないといけないのかと自分の置かれた立場に悩むこともあるでしょう．

それに加えて働く女性の人生の節目です．結婚・妊娠・出産・育児・介護等で人生の不安はいとまがありません．また，仕事と生活をバランスよく生きていくためには，地域や学校，近所づきあい，プライベートでの余暇の使い方等，社会とのつながりも大切です．

1人で悩んでもなかなか解決することは難しい．だから歯科医院全体で考えましょう．

スタッフが辞めたくなるとき

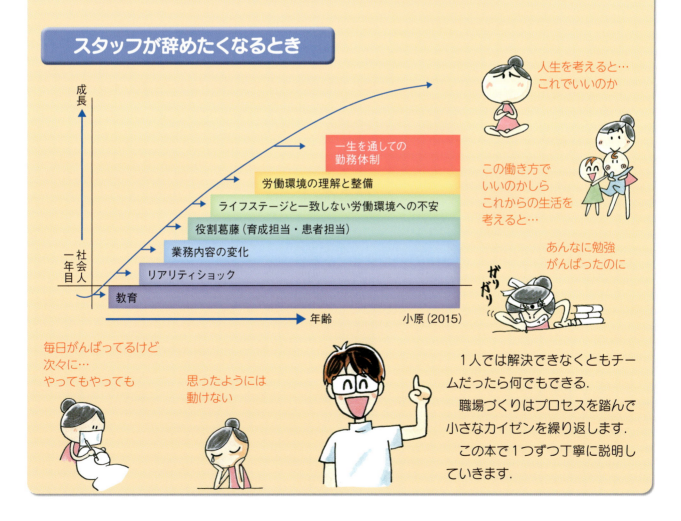

小原（2015）

1人では解決できなくともチームだったら何でもできる．

職場づくりはプロセスを踏んで小さなカイゼンを繰り返します．

この本で1つずつ丁寧に説明していきます．

職場として働き方を応援！！
ワークライフバランスのとれた生き方

職場において仕事と生活の両立を，人生を通して無理なく実現できる状態をつくりましょう．仕事と生活を調和させることで，人生において相乗効果が生まれます．実は歯科医院においてもメリットが大きいです．医療の質が上がり，患者さんに喜んで頂くことで経営が安定します．まわりまわって，すべての人に喜びと幸せが提供できます．

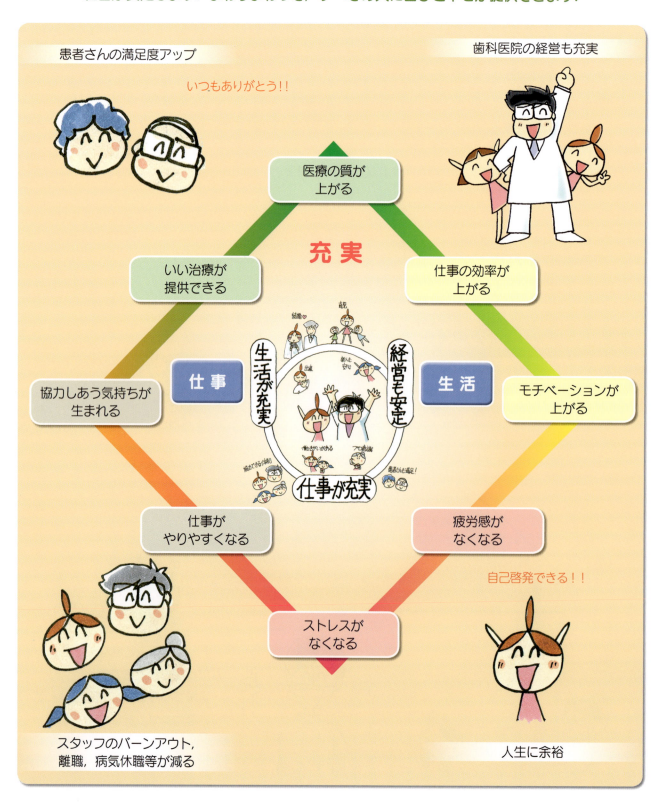

どの歯科医院でも実践できるの？
働き方改革ができる条件

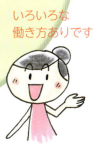
いろいろな働き方あります

歯科医院という組織に必要なこと

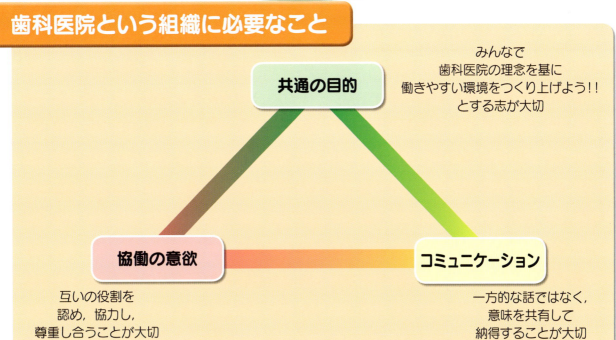

みんなで歯科医院の理念を基に働きやすい環境をつくり上げよう!!とする志が大切

互いの役割を認め，協力し，尊重し合うことが大切

一方的な話ではなく，意味を共有して納得することが大切

（Barnard（1938）の定義をもとに解説（小原））

組織として動けば何でもできる　早く帰るのも夢じゃない

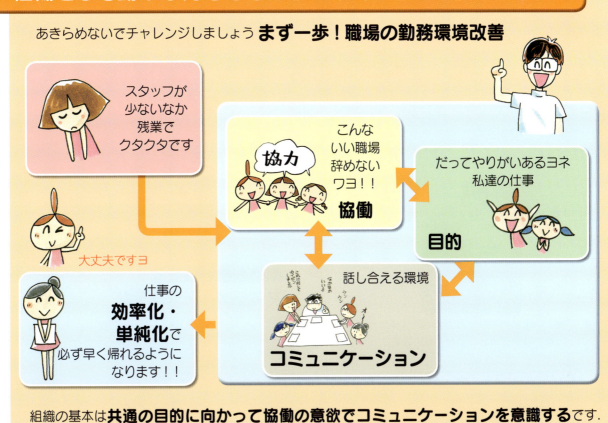

組織の基本は**共通の目的に向かって協働の意欲でコミュニケーションを意識する**です．

働き方改革なんて「断固反対!!」
と思っている方々へ　実は法律が変わっています

2014年から行われてきた「職場のカイゼン」に関しての法律です．
① 「地域における医療及び介護の総合的な確保を推進するための関係法律の整備に関する法律」が公布
② 第6次医療法改正（第30条の14）があり「医療従事者の勤務環境の改善に関する規定」が追加
③ 法改正に基づいて「医療勤務環境改善マネジメントシステムに関する指針」発刊
④ 2015年　指針に基づいて「医療分野の『雇用の質』向上のための勤務環境改善マネジメントシステム導入の手引き」改訂版発刊

どんどん社会は変わっています．しかし，驚くことはありません．
2007年に行われた第5次医療法改正によって「医療安全管理体制の義務」が示されていますので，私たちは医療安全管理・院内感染対策・医薬品安全管理・医療機器安全管理を実践しています．ヒヤリハットを出して，すでに職場のカイゼンを進めています．

知らなかった？
心配はいりません．焦らずに，一歩ずつ理解を深めてまいりましょう！！

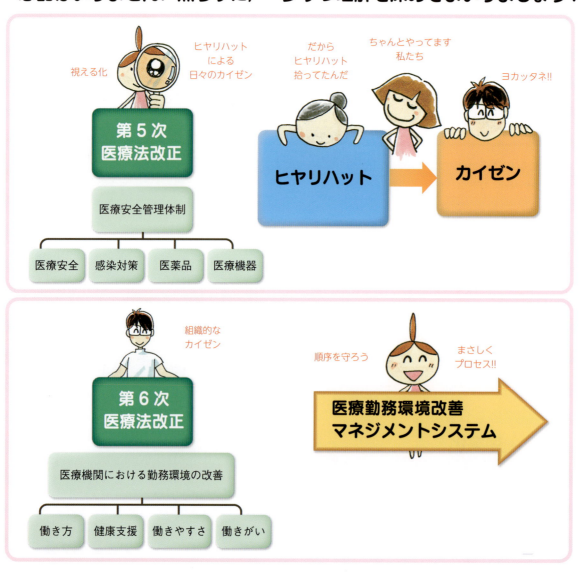

第2章
働くための環境を理解しよう

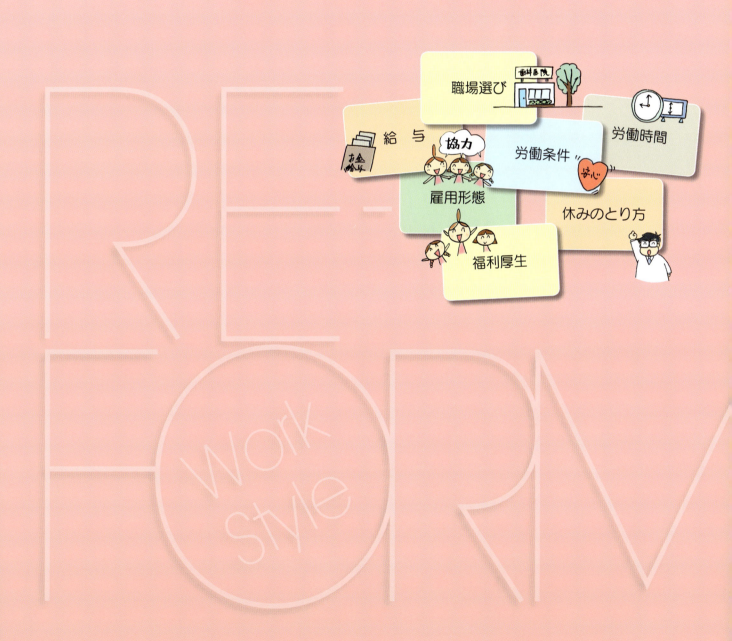

いろいろな働き方があっても いいんじゃない？—— 様々な雇用形態

働く時間

労働基準法（第32条）で1週間40時間[※1]，1日8時間の労働と示されています．
あらかじめ勤務時間を長くする場合には，院長とスタッフ代表で36協定を結び，労働基準監督署へ届け出ます．

※1 週40時間労働とされていますが，パート，アルバイトを含めて常時いるメンバーが10名未満の歯科医院は，44時間まで認められています．

働く時間を考えて雇用形態を考えましょう

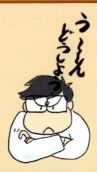

正社員
期間を定めない雇用契約です．長期勤務を前提に，頑張って働いていただくことに期待！！
昇進，昇格，手当，賞与などちょっと嬉しい．

パートタイマー
1週間での労働時間が短いです．
時給が一般的です．

アルバイト
学生等で他に本業があります．

契約社員
雇用期間限定で契約，期間を超えると更新が必要です．

一般派遣
派遣会社に雇用．そこから派遣されます．Dr・DH・DTは産休，育休，代替に限りOKです．

紹介予定派遣
派遣期間後，合意があれば派遣先で雇用されることもあります．

残業の考え方

残業には2つの考え方があります．

（法定）時間外労働	労働基準法で定められた「労働時間（原則1日8時間，1週40時間(44時間))」を超えて行われた残業	残業時間×1時間賃金×1.25
法定内残業	歯科医院が定めた所定労働時間を超え，労働基準法で定められた労働時間以内の範囲で行われた残業	残業時間×1時間賃金

私は1日5時間×5日間で働いているパートです

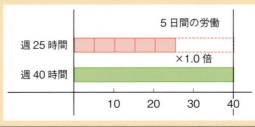

1日8時間労働が基本ヨ だから1週間では あと15時間 残業しないと 1時間×1.25倍に ならないのネ

永く勤めるために
どう考えればいいの？

質問に答えます

チームで働いているときに，いろいろな言葉が発せられますが，ポジティブに捉えて考えられるようにしましょう．なんとか解決の糸口が見つかりそうです．

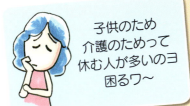
子供のため介護のためって休む人が多いのョ困るワ〜

柔軟な働き方ができるようになると皆さんが助け合って診療時間をカバーしあうことができます．誰か1人がバックヤード（消毒・記録・司令塔）でいて下さると，たとえ1人休んでも残ったメンバーが協力して医療の質や量を落としません．

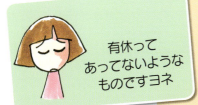
有休ってあってないようなものですヨネ

そんなことはありません．有給休暇はアルバイトやパートの人にもあります．
要は互いに協力しあう体制にあるかということです．
しかし，とって当然ではなく「ありがとうございます」精神は必要です．
※働く日数や時間によって異なります．詳細はp.20．

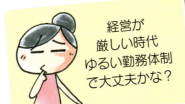
経営が厳しい時代ゆるい勤務体制で大丈夫かな？

勤務環境の改善はマネジメントシステムに則って進めてみましょう．巡り巡って多くの患者さんの支持を得ます．大丈夫です！！

Start
働きやすい環境づくり → 医療の質の向上 → 患者満足度アップ → 経営が安定 → （働きやすい環境づくり）

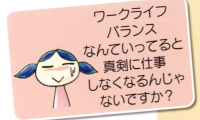
ワークライフバランスなんていってると真剣に仕事しなくなるんじゃないですか？

ワークライフバランスとは仕事と生活を50％ずつでいこう！！ということではありません．
人生においてバランスの取り方はいろいろ．
調和がとれている状況で協力しあえばいいのです．

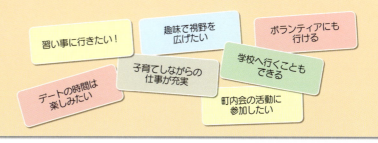

習い事に行きたい！／趣味で視野を広げたい／ボランティアにも行ける／子育てしながらの仕事が充実／学校へ行くこともできる／デートの時間は楽しみたい／町内会の活動に参加したい

求人票からご縁はつながる
ココを確認してみましょう

求人票とは個人と組織を結ぶ第一印象を決める書類です．
記入してある内容は働くうえでの基本情報になります．
希望に合った職場を見つけるための**求人票チェックのワンポイントアドバイス**です．

① 施設開設者

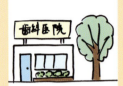

歯科医院のほかに病院，施設，行政関係などがあります．
歯科医院は法人と個人経営に分かれます．

④ 休日・休暇

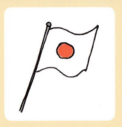

休日の設定は組織によって違います．
有給休暇はどの雇用形態であろうともあります．
➡詳細はp.20

② 雇用形態

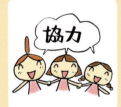

正社員のほかにもいろいろな雇用の在り方があります．
働ける条件として重要です．
➡詳細はp.10

⑤ 給与・手当

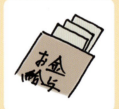

基本給に加えて，いろいろな手当が加算されます．
➡詳細はp.17

③ 勤務時間

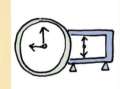

1日8時間，1週間40（44）時間の中で勤務します．
➡詳細はp.10

⑥ 福利厚生

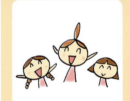

生活を支援するための仕組みです．
組織によって違います．
➡詳細はp.19

⑦ 各種保険制度

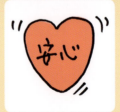

雇用形態や勤務時間によって保険に加入します．
➡詳細はp.18，21

求人票に書いてあること

①	勤務先名称 開設者	・医療法人（医療法人社団） ・個人
	住所	広島県広島市〇〇区
	従業員数	歯科医師1名 歯科衛生士3名 歯科助手・受付2名　他
	職種	歯科衛生士
	診療科目	歯科，矯正歯科，小児歯科，歯科口腔外科
②	雇用形態	正社員（常勤）・パート・アルバイト
③	勤務時間	午前：9：00～12：30　休憩：60分 午後：13：30～18：00　（朝の準備と後片付けが加わる）
④	休日・休暇	週休2日制 有給休暇（労働基準法に準ずる）
⑤	給与・手当	基本給　●万円～●万円 通勤手当　／　時間外手当　等
⑥	福利厚生	社内研修制度，社外研修への参加補助（費用），資格取得支援制度　等
⑦	各種保険制度	健康保険，厚生年金，雇用保険，労災保険

求人票の確認から就職までの流れ

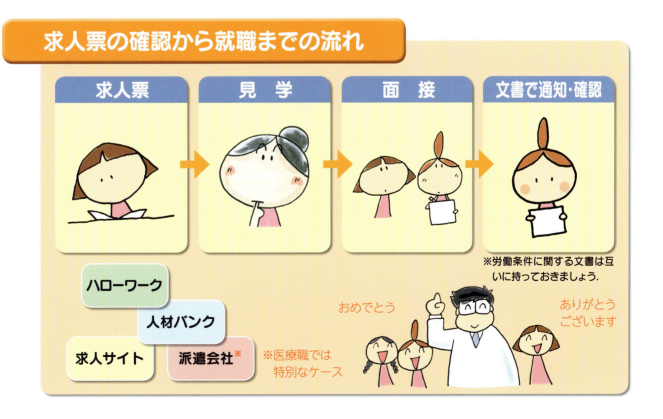

理解しあって働くための
労働条件の確認

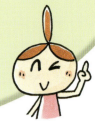

採用が決まったら，歯科医院と新入社員は労働契約を結びます．
基本的に働く条件は**雇用契約書（労働条件通知書）**で確認します．

歯科医院全体の詳細な決まりごとは**就業規則**を見ておきましょう．
※常時10人以上のスタッフがいる歯科医院は就業規則を作成し，労働基準監督署長へ届けます．

雇用契約書

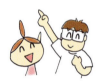

常勤だけでなく
パートも見てネ

口約束で労働条件を
決めてしまうと
トラブルの元に
なりがちです

労働条件で示される内容

必ず明示しなければ ならない事項	施設に制度がある場合に 明示しなければならない事項
書面の交付によらなければならない事項 ① 労働契約の期間，期間の定めのある労働契約を更新する場合の基準 ② 就業の場所・従事する業務の内容 ③ 始業・終業時刻，所定労働時間を超える労働の有無，休憩時間，休日，休暇，交代制勤務をさせる場合は就業時転換に関する事項 ④ 賃金の決定・計算・支払いの方法，賃金の締切り，支払いの時期に関する事項 ⑤ 退職に関する事項（解雇の事由を含む） **書面の交付によらなくてもよい事項** ⑥ 昇給に関する事項	① 退職手当の定めが適用される労働者の範囲，退職手当の決定，計算・支払いの方法，支払いの時期に関する事項 ② 臨時に支払われる賃金・賞与などに関する事項 ③ 労働者に負担させる食費・作業用品 ④ 安全衛生に関する事項 ⑤ 職業訓練に関する事項 ⑥ 災害補償，業務外の傷病扶助に関する事項 ⑦ 表彰，制裁に関する事項 ⑧ 休暇に関する事項

就業規則

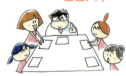

ココハネ

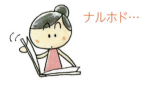

ナルホド…

みんなが確認できる
ところに
置いておきましょう

就業規則は職場の基本ルールです

記載例

第1章 総則	第4章 勤務
第2章 人事	第1節 勤務時間，休日
第1節 採用	第2節 時間外，休日労働，深夜業
第2節 人事異動	第3節 休暇
第3節 退職，解雇	第5章 給与，出張旅費，退職金
第3章 服務規程	第6章 表彰，懲戒処分
	第7章 労働安全衛生，労働災害補償
	附則（施行期日）

しばらく様子を見てみましょう
試用期間

ご縁が繋がり働き始めましたが，永く勤められる状態なのかを互いに認識しあう必要があります．この期間を**試用期間**とよんでいます．

それぞれの職場によって考え方が違いますので，確認してみましょう．

◎正社員の例

期間	一般的には3～6カ月
確認しあうこと	仕事に対する適正，能力，勤務態度
労働条件	・試用期間中であっても正社員として扱われる ・社会保険，労働保険は加入する　→詳細はp.18へ ・試用期間中の給与は本採用時と違う場合がある ・正式採用されない場合，正規の解雇手続きが必要である

※入社後14日以内ならば予告なしの解雇もありえます．

注意！！

職場には仕事を行う上での方針がありますので，あまり自分の考えに固着しすぎると不採用になるときがあります．

新人さん気をつけて！！

・これは○○でお願いします
・～までにできるようにしておいてください
・この方法は○○の方法へ変えてください

指導をする人は，明確な指示を出す．
臨床実地指導者

しかし「私には私のやり方があるのに…」と思う人もいます
新人・復職者

法令遵守

働くことには**労働法**という法律があります．下記のような法律を総称して労働法といいます．たびたび法律は変わりますので，その都度確認しましょう．

労働法	内容
労働基準法	労働条件の最低基準
労働組合法	労働組合に関する法律
労働関係調整法	労働争議の調整等をする法律
労働契約法	労働契約に関する法律
最低賃金法	賃金の最低基準を定める法律
男女雇用機会均等法	性差別撤廃についての法律
労働者災害補償保険法	業務上または通勤上の災害についての法律
雇用保険法	失業時の補償などに関する法律
障害者雇用促進法	障害者の雇用を促進する法律
労働安全衛生法	業務上の危険，有害作業を規制する法律
パートタイム労働法	パートタイマーの労働条件に関する法律

チーフクラス

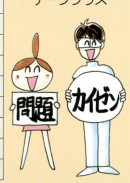

歯科医院がお付き合いしている社会保険労務士（社労士）さんに相談できる環境にしましょう．
職場に1冊**本**を用意しておくとよいでしょう．

お給料（給与）のしくみを知っておこう

初めてお給料頂いた時のことを覚えていますか？　嬉しかったですよネ．
給料はどのように組み立てられているかを知っておきましょう．

頂いたお給料の内訳

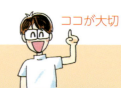
ココが大切

| （毎月固定）
所定内給与
基本給＋通勤手当
など | ＋ | （毎月変動）
所定外給与
時間外手当
など | － | （払う義務）
年金・健康保険・
介護保険（40歳超えたら）・
雇用保険・所得税・住民税 | ＝ | 差引支給額（手取り） |

支給額　　　　　　　　　　　　　控除額

基本給の考え方

　基本給は，持っている資格，経験，専門性を考慮する場合があります．
　また，置かれている役割や仕事の成果で評価されるときもあります．

学会や日本歯科衛生士会の認定もあるわヨ

今までの努力が認められた！！
嬉しい

賞与の考え方

　ボーナスともいいます．
　支給の有無は，就業規則で確認します．
　給与に組み込まれてない所もありますし，経営状態によって，支給水準を変化させる場合もあります．

ということはプラスの時もアリってことですか！！

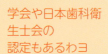
ボーナス

退職金の考え方

退職金は必ずあるというものではありません．
就業規則で確認します．
永く勤めて頂いた方に対する感謝の形です．

給与明細書を見てみよう

毎月頂いている給与明細書，1度はゆっくり確認してみましょう．
給与は自分の仕事に対する評価であり，ご褒美です．

所属氏名	所属	社員番号	氏 名		給与支給明細書(控) 平成○○年 ○月分 給与
		000100	様		○○歯科医院

勤怠他	出勤	休出	特休	有休	欠勤	有休残	出勤時間	遅早時間	普通残業 時間	深夜残業 時間	休出残業 時間	時間	時間
支給	基本給	歯科衛生手当 ❶	受付助手手当 ❶	係手当 ❷	皆勤手当 ❸	有給休暇手当	休日手当	資格手当 ❶					その他支給
	役職手当 ❷	医師手当 ❶	業務手当					通勤手当 ❹	残業手当 ❺	減額金			
控除	健康保険料 ❶	厚生年金保険 ❶		雇用保険料 ❶	所得税 ❶	住民税 ❶	駐車場代 ❷					預り金	
				総支給金額	控除合計額	差引支給額	銀行1振込額	銀行2振込額	現金支給額	翌月繰越額	前月繰越額		

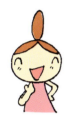

今月もがんばった!!

支給

❶ 持っている資格や担当する仕事に対する手当（歯科衛生士，認定など）
❷ 任されている役に対する手当（チーフ，主任，リーダーなど）
❸ 出勤状況に対する手当（皆勤…休みなし　精勤…おおむね休みなし）
❹ 通勤に対する手当（基本，実費で制限アリ）
❺ 残業や休日出勤に対する手当（週40（44）時間，1日8時間超えて25％増〈60時間超えて35％増，休日は35％増　中小企業は当面猶予〉）

控除（支払額の20～25％）

❶ 国・県・市町村・団体に払うもの（年金，健康保険，介護保険，雇用保険，所得税，住民税）
❷ 勤務先に払うもの（駐車場，積み立てなど）

生活できるかは重要！

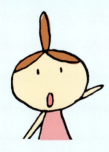

職場は，お給料だけで決める訳ではないけれども，求人票を見たときに総支給額だけで決めたらちょっとつらい．
もしも奨学金等の支払があるならば手取りをみる必要がある．

総支給 － 社会保険料・税金 ＝ 差引支給額
　　　　　（全体の20～25％）　　　（手取り）

また，社会人1年目は住民税はかからない．「やっていける」と油断していると2年目にド〜ンと支払いがはじまる．ここをチェックしておくことはとても大切．

歯科医院でチェック

安心して働くための国の仕組み
労働保険と社会保険と税金

スタッフを雇ったら組織は少し成長します．
法律に伴って整備することが出てくるからです．

給料との関係

労働保険に必ず加入します

労働保険は労働基準監督署へ

給与の数％

労働保険 = 労災保険 + 雇用保険

労災保険：通勤や仕事中の事故や病気に対応する保険です．歯科医院で支払っています．

雇用保険：失業・休業したときに対応する保険です．

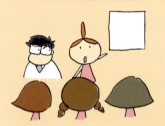

大切なことだネ

社会保険は院長1人でも加入します

常時スタッフ5人未満のときは医院に確認してネ

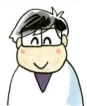

それで… そうネ… そうなんだ…

なんと給与の2割近い

社会保険 = 年金 + 健康保険 + 介護保険

年金：厚生年金保険／国民年金
歳をとったり，障害を負ったりしたときの生活保障．

健康保険：協会けんぽ／歯科医師国保／国民健康保険
病気したときの保険．

介護保険：40歳越えたら支払い始めます
将来，介護を受けるための保険．

私たちにもありますかネ

皆で支え合わないとネ

税金は私たちの生活を守るために納めます

20代だったら

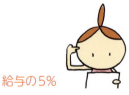

給与の5％ぐらいかな？

税金 = 所得税 + 住民税

所得税：初めて働いた年から納めます（源泉徴収）．年末調整で正確な税金を調整します．

住民税：前の年の所得に応じて，次の年から払い始めます．

大切なポイント
お給料から上記を引いたのが手取りです．
額面の75〜80％が目安です．

福利厚生ってなに？
仕事への意欲や能率を上げるための医院の姿勢です

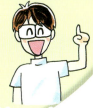

法律	独自
法定福利 社会保険などを 医院が負担してます	**法定外福利** 研修補助，資格取得支援， 学資支援， 少し詳しい健康診断

1人あたりの研修費をルール化してみませんか

研修費は歯科医院がスタッフの皆さんの業務に必要な知識やスキルを習得するために用意して下さる予算のことです．

歯科医院によっては1人に3～8万円程度の研修費用の負担をして下さるところもあります．その場合には，予算を使う範囲のルール化が必要になります．

たとえば，次のようなものが挙げられます．

◎研修費の使い方（例）

予算…個人に支給している年間予算から使用可能…Dr.●万，DH●万，DA●万
交通費…近隣は自己負担・新幹線以上は実費
食費…基本的に自己負担（懇親会も含む）
届出…基本，1カ月前までに書類で提出し回覧．直前会のミーティングで提案後に参加とする．
報告会…直接ミーティングで報告とする．時間が必要な場合は勉強会を1カ月以内で開催する．予定日を進捗表に記載して周知する．

	研修費	宿泊費	交通費	食費	出張費	レポート	ミーティング報告
院長からの指示 ・研修会・学会・セミナーでの講演・発表 ・業務反映として直結する関連研修	○医院	○医院	○医院	×	日曜・祝祭日振替	要	要
個人	○予算	△予算半額	△予算半額	×	×	要	要
本購入		○予算	歯科医院に置いておく．全体で読破する場合は歯科医院対応			要	要
学会入会・年会費 （臨床歯周病学会等） （衛生士会） （その他）	○予算						要 （入会後の活動・成果を報告）
その他援助すること							
学会認定取得	○予算	○予算	○予算	×	×	×	要
学会発表 発表前提（医院から） 次回発表前提（個人で）	○医院 ○予算	○医院 △予算半額	○医院 △予算半額	× ×	振替 ×	要 要	要 要

平日に行われる研修は，業務に直結する場合は，勤務時間とみなす．

スタッフが自主的に成長しようとする制度づくりも働き方改革の1つです

院長先生は，スタッフの皆さんが専門知識をさらに深め，技術力を磨き，マネジメントスキル等を勉強して，ステップアップしながら永く働き続けて下さることに期待しています．

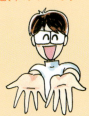

しっかり働くには休むことも大切
でもそのためには協力しあう体制が必要

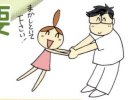

休暇にもいろいろ

法定休暇 （国で定める）	年次有給休暇（有休と言っています） 産前産後休業・育児休業・介護休業　等
法定外休暇 （各医院で定める 就業規則）	年末年始休暇・夏季休暇・慶弔休暇　等

 これは法律

 これはそれぞれです

※国民の祝日の考え方は法律では強制していません．
　就業規則になる各休暇も歯科医院で決められます．

けっこう休んでいる実態

週休2日制（104日） ＋ 祝祭日平均（17日） ＋ 年末年始（5日） ＋ 夏季休暇（3日） ＝ **1年間での休み 129日**

129日÷12カ月＝ **1カ月あたりの休み 10.8日**

平均すると
1カ月で20日くらいしか
働いてないのネ

休んでるネ
ちょっと不安

先生大丈夫
私たちがついてます

有給休暇の考え方

　有給休暇とは賃金が支払われる休暇のことです．永く勤めれば日数が増えます．休む時のルールは就業規則等で確認しましょう．

 前年8割以上出勤で日数が増えます

年次有給休暇の付与日数

勤続年数	6カ月	1年 6カ月	2年 6カ月	3年 6カ月	4年 6カ月	5年 6カ月	6年 6カ月以上
付与日数	10日	11日	12日	14日	16日	18日	20日 （上限）

年次有給休暇の付与日数（週所定労働時間30時間未満の方） ※週所定労働日数4日の場合

勤続年数	6カ月	1年 6カ月	2年 6カ月	3年 6カ月	4年 6カ月	5年 6カ月	6年 6カ月以上
付与日数	7日	8日	9日	10日	12日	13日	15日

※勤務時間や勤務日数に応じて付与日数が定められています

注目！
誰かが休む時には医療の質を落とさないように協力体制を組むこと！！

 ヨシ！！

仕事が原因でのケガや病気
もしもの時の労災保険 ー労働基準監督署・公共職業安定所

労災保険はみんな入っている

全額，歯科医院の負担で入っています．国が労災保険法を定めて治療費，休業補償，年金等の給付を行います．

正社員，パートタイマー，アルバイト等までが対象です．

業務災害のときに対応

歯科医院の中で，業務中に施設や設備の状況が原因となって発生したものは，業務災害となります．

◎業務上での事故対応

タイヘン！！

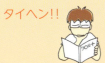
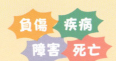

負傷　疾病　障害　死亡

健康保険は使えません

労災指定病院だと無料で受診できます，提供されていないときには10割で支払い，後日労災で請求します．

通勤災害に対応

通勤途中での災害は，対象となります．途中で通勤と関係ない所に立ち寄ると対象外になるときがあります．

寄り道していてもOK

対象となる場合もあるケース
・日用品を購入
・職業訓練，教育の準備
・選挙の投票など
・病院，診療所での治療
・家族の介護など

給付は程度で違う

- 療養のために休業 ─ 療養給付（全額）／休業給付
- 障害が残った場合 ─ 障害年金／障害一時金
- 死亡した場合 ─ 遺族年金／遺族一時金／葬祭料・葬祭給付
- 常時・随時介護が必要 ─ 介護給付
- 脳・心臓疾患に関連する異常所見 ─ 二次健康診断業給付

※通勤災害の場合には（補償）での給付となります．

手続き

被災したスタッフ，またはその遺族が労働基準監督署長に保険給付請求書を提出します．

「子供ができたからムリ」って言っていませんか？

協力しながら段取りよく産休・育児休業に取り組もう

　産休・育児休業は，国が定めた私たちの権利です．しかし，歯科医院に申し出ても「……」となってしまうこともあるでしょう．

　これは院長先生の決断ではなく，スタッフ全体の課題なのです．皆さんで考えて行動してみましょう．

段階	プロジェクト	具体的動き	プロジェクト担当者	全体調整（チーフ）
第1段階 普段から，女性が協力して働くという環境づくりと意識	院長の理念	院長が少し先の未来をイメージして，理念の基に組織としての体制をいつも語る	院長	
	問題点の抽出	問題が有れば言える組織としての仕組み・ミーティング・ヒヤリハットを出す仕組み	医療安全担当者	
	意識統一	互いに協力し合うという日頃からの体制	チーフ	
	現在やっていることのマニュアル化	何時，何があるか分からないので，マニュアルは必須．ヒヤリハットの度に追加・改正・改訂	マニュアル担当者	
	情報の共有	朝礼での情報徹底　普段から普通の話ができる関係づくり	チーフ	
	目標の設定（プロジェクト）	問題解決のシステムとプロセスを整理するシステム導入	執行部・引き継ぎプロジェクト担当者	
第2段階 全DH 診療の基本 個々レベル確認	DHの指導内容の統一　基本テキスト	マニュアルを熟知し，全スタッフの実力を組織として把握する　歯科医院としての技術・知識・態度の合格ラインを明確化し，個々の成長を促す事を基本と考える	育成プロジェクト担当者	
	プロービング知識・技術・時間			
	スケーリング知識・技術・時間			
	プラークスコア知識・技術・時間			
	レントゲン知識・技術・時間			
	機械的歯面清掃知識・技術・時間			
	口腔内写真知識・技術・時間			
	ルートプレーニング知識・技術・時間			
	保険点数の理解　流れと仕組み			
	その他必要と思われるDH業務			
第3段階 引き継ぎの混乱回避	担当患者変更の基本方針	妊娠した本人の意向を汲んで全体へ協力体制で取り組む説明	院長	
	担当者患者の明確化	自分が担当する患者一覧を受付で印字…把握しておく	本人	
	DHの治療の流れの確認	治療計画と治療予定の混乱がないかを再確認	本人	
	DH業務記録の整備と確認	業務記録・写真・検査用紙等の確認	本人	
第4段階 本人から新担当者への患者説明	担当患者変更の基準	治療難易度・相性に応じて振り分け基準を示す	チーフ・本人育成担当者	
	引き継ぎ時間確保の方針決定	担当者が混乱無いように，時間確保で調整（昼休み等あり）	引き継ぎプロジェクト担当者	
	患者説明の時間の確保	本人と新担当者との情報の引き継ぎの開始	本人・新担当者	
第5段階 患者さんへの挨拶と移行	新担当者の患者数増加に伴う柔軟性	対応能力の強化　意識向上…忙しくなることへの覚悟	新担当者 引き継ぎプロジェクト担当者	
	DHの紹介	スタッフ紹介等で，〇月から産休・育児休暇に入るため…の文面を追加．	受付	
	予約簿の改正	担当者の引き継ぎ段階で，予約簿にも記入	受付	
	患者さんへの直接DHの引き継ぎ紹介	挨拶・時間を共有し，口腔内を確認する	本人・新担当者	
	業務記録・診察券・リコールはがき等での担当者変更	名称が入っているものの変更を徹底	本人・受付・新担当者	
第6段階 引き継ぎ後の確認	未引き継ぎ患者のリコール対応	基本方針に従って対応する	受付・新担当者	
	分析（数・継続・キャンセル・点数等）	全体としての数字を一つの評価として使用する	チーフ・受付	

※ 本人とは，妊娠して産休・育児休業を予定している者である．執行部とは，院長・チーフに加えて組織の中間にいるメンバーとする．育児休業を取得するスタッフが出た場合には両立支援等助成金の対象となる場合があります，都道府県労働局にご相談下さい．
※ 産休・育児休暇に入るスタッフ数減少への対応として，人材募集する場合は，そのタイミングを十分にはかってから求人を行う．その場合，新人育成と同時にこの進捗が動くので，その計画も必要となる．
※ 休暇中に年末調整を行う場合，必要書類の取り扱いに注意する．
※ 多胎妊娠の場合は産前休業は98日となります．

	妊娠2カ月 (月)	妊娠3カ月 (月)	妊娠4カ月 (月)	妊娠5カ月 (月)	妊娠6カ月 (月)	妊娠7カ月 (月)	妊娠8カ月 (月)	妊娠9カ月 (月)	出産 (月)
本人体調	妊娠判明	**妊娠初期** → つわり，嗜好の変化，眠気，頻尿，便秘	→	**妊娠中期** 安定期		→	**妊娠後期** → 母体への負担が増 貧血や妊娠高血圧症候群に注意		
		妊娠23週まで4週に1回の定期健診開始	→	妊娠24-35週 2週間に1回の定期健診		社会保険料等の控除手続き 復帰時期の確認	→	妊娠36週 週に1回の定期健診	出産育児一時金 育児休業給付金 出産手当金手続き(健康保険によって異なる)
	平素からの地道な取組み	歯科医院に報告 仕事を続ける意向表明	プロジェクト引き継ぎ準備開始		患者さんへの挨拶 引き継ぎ開始	出産手続き打ち合わせ 必要書類入手	休業前最終確認 休業中連絡方法確認	産前産後休業開始(産前6週・産後8週)	歯科医院へ出産報告

(社会保険労務士/松坂文則・デンタルタイアップ監修)

「子供が小さいから働くなんてムリ」って思っていませんか？

組織にとっても成長のチャンス！！

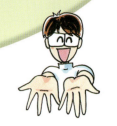

女性が全力で働ける時期は限られます．
協力しながら細く，永く，バランスよく仕事を続けていきましょう．
復帰するためには歯科医院では，いろいろな準備を進めてくれています．感謝の気持ちも忘れずに！！

段階	プロジェクト	具体的動き
第1段階 産前産後休暇 歯科医院や 公的機関との関係	公的手続き（住民税）	本人に産前産後・育児休業中の住民税を知らせる．前納か延滞にするかを選択してもらう． 1年猶予あり．その場合職場復帰後に延滞金として支払う．延滞金は1/2相当額の免除
	公的手続き（社会保険料免除）	厚生年金保険料の免除…産前産後休業取得者申出書→日本年金機構各地年金事務所
	公的手続き（社会保険料変更）	育児休業終了後に報酬が下がる場合…被保険者が事業主経由厚生年金保険養育期間標準報酬 月額特例申出書→日本年金機構各地年金事務所
	公的手続き（健康保険料）	健康保険料の免除（歯科医師国保は原則免除なし．加入歯科医師国保に要確認．）
第2段階 協力して 働くという 環境づくりと意識	産休中の状況報告	出産予定日前に出産した場合，歯科医院に連絡
	院長の理念	院長が少し先の未来をイメージして，理念の基に組織としての体制をいつも語る
	日々の継続したカイゼン	休暇中のメンバーがいても，耐えられるだけの体制を作る
	出産報告	朝礼等で情報を共有する
	お祝い等の確認・準備・実施	歯科医院でのお祝いは，規約・内規等に準じて対応　（個人対応については，自主性）
	オーバーワークに なっていないかの配慮	ヒトの補充の必要性確認・業務停滞部署の再点検
	アルバイト・パート・ 常勤補充の検討と実施	ヒトの補充が必要な場合
	患者数の調整	人員不足の場合，考慮する必要がある場合がある　最後の手段
第3段階 復帰に向けての 準備	産休あけの確認	出産後の挨拶・今後の確認
	育児休業の歯科医院への届出	厚生労働省令により，育児休業申出書を提出（基本1歳まで） （開始予定日の1カ月前）…歯科医院から育児休業開始予定日を指定する場合もあり
	休業取扱通知書を本人に提出	育児・介護休業法により，休業取扱通知書の提出（育児休業申出書から2週間以内）
	育児休業の取得手続き	復帰時期の予測（育児休業給付金等の手続き）
	育児休業中の所得保障	雇用保険による育児休業給付金の申請
	復帰の条件確認	復帰時期・1日8時間労働・週40・44時間・就労時間・育児時間・フレックスタイム・時 差出勤制度・等
	所定労働時間短縮	3歳に満たない場合，本人の希望より6時間労働可能
	所定外労働の免除	本人の希望により，3歳に満たない場合，職場の配慮
	看護休暇	小学校就学までは年5日，2人以上の場合年10日の休暇
	両立支援制度の助成金の活用	両立支援助成金（出生時両立支援コース・育児休業等支援コース）
	職場復帰のための助成金の活用	29年4月以降は，人材開発支援助成金（育休中・復帰後等能力アップコース）
第4段階 復帰	復帰の確定	全員に告知
	復帰前の準備	白衣・ナースシューズ・名札・ロッカー等
	復帰当日	挨拶・全体へ協力体制とる事へのお願い
第5段階 全DH 診療の基本 レベル確認	DHの指導内容の統一　基本テキスト	休業中のカイゼンによるマニュアル訂正を確認して，復帰後の業務をスムーズにする ベテランであっても，歯科医院としての技術・知識・態度の合格ラインを確認して，自信を 持って対応できるように再教育を行う
	担当患者対応のための知識・技術・ 態度・時間	
	保険点数の理解　流れと仕組み	
	新規機器・薬剤等の使用方法の理解	
	その他必要と思われるDH業務	
第6段階 引き継ぎの混乱回避	担当患者の基本方針	担当患者への復帰か新規かの選別・基本を示す
	担当患者の引き継ぎ	担当する可能性のある患者一覧を受付で把握
	患者への直接確認	本人復帰前に，担当者は，患者に直接自分が担当させて頂けるか確認
第7段階 患者さんへの 挨拶と移行	予約簿の改正	担当者の引き継ぎ段階で，予約簿にも記入
	患者さんへのDHの引き継ぎ紹介	挨拶・時間を共有し，口腔内を確認する
	業務記録・診察券・リコール はがき等での担当者変更	名称が入っているものの変更を徹底
第8段階 引き継ぎ後の確認	未引き継ぎ患者のリコール対応	基本方針に従って対応する
	分析（数・継続・キャンセル・点数等）	全体としての数字を一つの評価として使用する

※ 育児休業期間中，看護休暇等の賃金はなし．ノーワーク・ノーペイが原則．ただし，社会保険料（厚生年金，協会けんぽ）は歯科医院分も含めて免除．
※ 育児休業は，基本1歳までだが，保育園等の関係で勤務困難の場合は，2歳まで事業主に申し出ることで休業できる．
※ 3歳未満は，本人の希望があれば，1日6時間短時間勤務が可能． ※ 年金事務所とは，日本年金機構各地年金事務所を示す．

本人の準備		出産直後	出産後2カ月	出産後3カ月	出産後4カ月	復帰前3カ月	復帰前2カ月	復帰前1カ月	1歳復帰後1カ月	復帰後2カ月	復帰後3カ月
育児関連対策	出産前	産休あけ出社の場合は，●保育園等の手続き 福祉事務所等に申出（あずける所を探す）	産前・産後休業終了	●産前産後休業からの復帰 育児休業に入る人もあり	慣らし時期 子供の夜泣き 子供の病気等で体調を崩しやすい	復帰準備	保育園入園準備	保育園確保 慣らし 保育開始 協力者の確保	ワークライフバランス	ワークライフバランス	ワークライフバランス
行政 保険等 手続き		●出産手当金用紙はダウンロード可能 ●出産育児一時金 出産した病院で手続き（健康保険により異なる）	●勤務先支給がない場合 歯科医師国保は要確認．出産病院と歯科医院に記入をお願い→歯科医院か協会けんぽに提出 出産前42日（多胎妊娠98日）後56日休業分標準報酬日額2/3支給	●育児休業給付金 労働局・ハローワーク窓口 歯科医院で対応 育児休業180日間休業前賃金67％ 181日から50％ 原則，2カ月毎支給				●規約の確認	●育児休業給付金の終了 ●公的復帰手続き		
プロジェクト担当者		平素からの地道な取組み	歯科医院に報告 受入体制整備	受入体制	協力体制	平素からの地道な取組み		受入体制整備	受入体制	協力体制	

子供がいるからフルタイムで働くのはムリ？
看護休暇と短時間勤務制度を考える

子供が小さい時には，ケガや病気等で休まないといけないことがあります．
そんな時には，次のような制度があります．

看護休暇

子供がケガや病気をした時や，予防接種・健康診断を受けさせる場合．

対　象	未就学児を育てる人
休暇日数	子供1人につき年間5日，子供が2人以上いる場合は10日
支　給	ノーワーク・ノーペイの原則に従い無給

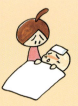

短時間勤務

3歳に満たない子供を育てる人が希望した場合，1日の労働時間を原則6時間とする制度．

対　象	①3歳未満の子供を育てる人 ②日雇い契約や1日の所定労働時間が6時間以下でないこと ③短時間勤務が適用される期間に育児休業していないこと

求められる育児に対するさまざまな配慮

産後1年を経過しないスタッフが希望した時には，こんな配慮が考えられます．

- 1日の労働時間が8時間，週40時間を超えないようにする
- 時間外労働や休日労働，深夜労働はさせないようにする
- 1日2回，それぞれ30分以上の育児時間をとらせるようにする

もしできるんだったら嬉しいです

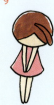

家族に介護が必要に！
介護休業と介護休暇を考える

ある日突然訪れる家族の介護．みんなでどんな制度があるのかを理解しておきましょう．

介護休業

家族がケガや病気で2週間以上の常時介護が必要になった場合．

対　象	配偶者，父母，配偶者の父母，子，同居して扶養している祖父母，孫，兄弟姉妹が要介護状態となった人
休暇日数	対象家族1人につき通算最大93日（3回まで分割取得可）
支　給	公共職業安定所から休業開始時賃金日額の67％相当額
条　件	・介護休業前2年間に賃金支払基礎日数が11日以上ある月が12カ月以上 ・休業期間中の1カ月の賃金が休業前の8割未満であり，就業日数が月に10日以下

介護休暇

要介護状態の家族を1日だけ病院へ連れて行く，この日だけ介護する人がいない場合．

対　象	介護休業の対象者に準ずる
休暇日数	対象家族1人につき年間5日，2人ならば10日
支　給	ノーワーク・ノーペイの原則に従い無給

介護する人に対するさまざまな配慮

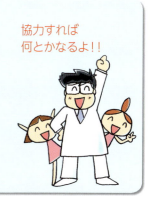

協力すれば何とかなるよ！！

要介護状態の家族がいるスタッフにはこんな配慮が考えられます．

・労働時間を1日6時間に短縮
・フレックスタイム制や始業・終業時刻の繰り上げ下げ
・介護サービスを利用する場合，費用の助成等

みんなで協力して働く環境を整えましょう

最後の最後に決断 退職時のルール
最後まで責任もった仕事をしよう！

ご縁があって就職した職場．しかし，いろいろな事情で辞める時もあるでしょう．そんな時には，最後まで全力で働き，「あなたと共に働けて良かった」と言って頂ける関係を築きましょう．

業界は狭いので互いに気持ちよく…

退職までの流れ

退職の相談	退職日の決定	退職届提出	引き継ぎ	
民法では2週間以上前にとなっていますが，就業規則に則って相談してみましょう．	退職の了解をとったら○月○日までと明確に伝えます．	言うだけではダメ！文書にして提出します．	業務，役割，患者さんの引き継ぎ等，スムーズに動きます．	退職
ちょっといいですか？　アラ！	ソウカ	退職願いでなく退職届なのネ	最後までがんばってネ	

せめて3ヵ月前に

いろいろな手続き

退職前		退職後		
返すもの	受け取るもの	健康保険	年金	失業給付
・健康保険証 ・白衣 ・鍵 ・その他職場から預かっているもの	・雇用保険被保険者離職票 ・源泉徴収票 ・雇用保険被保険者証 ・年金手帳	（次が決まっていたらそこで再加入）国民健康保険か任意継続の手続きをします．	（次が決まっていたらそこに提出）第2号被保険者→第1号か第3号へ年金事務所で相談	ハローワークへ雇用保険被保険者離職票雇用保険被保険者証が必要

失業給付を受ける際の違い

詳しくはハローワークで確認しましょう．
勤務していた期間や勤務形態，退職理由によって，給付額や給付期間が違います．

結構違います

	理由	条件	対応
退職	自分の都合で辞める時	辞める日以前の2年間に通算12カ月以上勤務	申請日以降，7日間＋3カ月経過後に支給開始
解雇	職場の都合で辞める時	辞める日以前の1年間に通算6カ月以上勤務	申請日以降7日間後に支給開始

第3章

勤務環境改善マネジメントシステム導入
働きやすい職場を創ろう

医療分野の「雇用の質」向上のための勤務環境改善マネジメントシステム導入の手引き（改訂版）参照

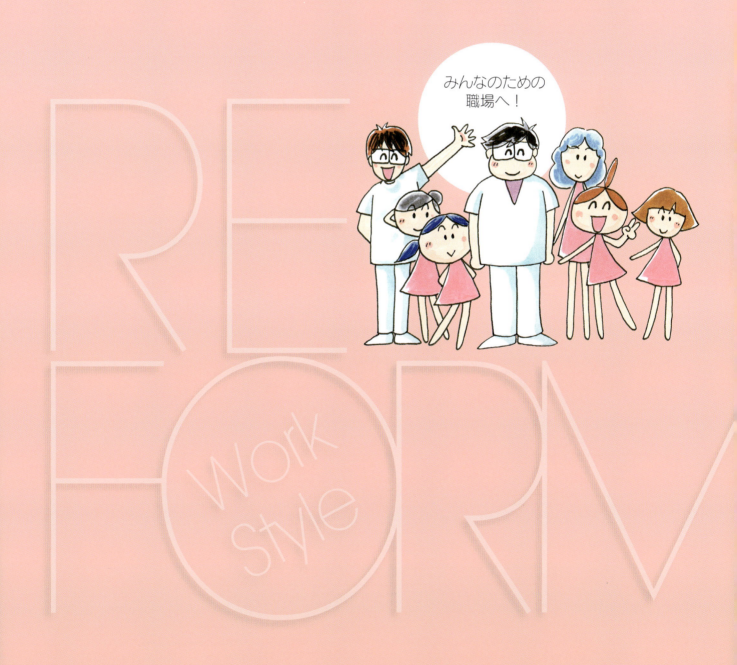

勤務環境改善マネジメントシステムの考え方

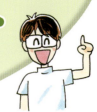

勤務環境改善マネジメントシステムは，決して新しい考え方ではありません．
経営学の中での経営戦略という分野においては基本中の基本です．
100年以上前から，研究されてきた考え方ですから，安心して組織をその方法で
動かしていただけます．継続して進めることで，新しい道が開けます．

経営学の基本を守って，応用させよう

① 経営学はここから始まった テイラーの科学的管理法（1911）

産業革命によって人間は石炭を火力として水蒸気の力で機械を動かす時代を迎えました．

また，トーマス・エジソンによって電気の利用が始まりました．しかし，その当時の労働は大変厳しい環境の中で行われていました．

生産性を上げるためにストップウォッチを使った時間分析，メジャーを使った移動距離や作業しやすい重さの測定を通して，いろいろな実験が繰り返されました．

その結果，科学的に管理する方法が5つにまとめられました．

①	タスク管理（公正に仕事の量を与える）
②	作業研究（ムリ，ムダ，ムラをなくす）
③	指示票制度（マニュアルを作り，標準化する）
④	段階的賃金制度（頑張れば賃金を上げる）
⑤	職能別組織（計画を立てることと行う部署を分ける）

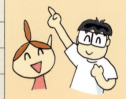

今でも使えますネ

② 改善には流れがある フェイヨルの経営管理プロセス（1917）

組織が計画的にものごとを進める場合の道のりを具体化しました．この流れがP（Plan），D（Do），C（Check），A（Action）サイクルの基本です．

このサイクルを回し続けることは普遍的（企業や業界によらない）で不変的（時代や時期によらない）であると言われています．

①	計画（予測を立て，資源を考えて計画を立てる）
②	組織化（仕事に合った組織を作り，資源を活用する）
③	指令（ヒトの状況を考え，効果を上げる）
④	調整（バランスとタイミングをはかり，動きやすくする）
⑤	統制（フィードバックにより，エラーを減少させ，計画を進める）

③ 改善の順番を間違わない
マズローの5段階欲求（1943）

　マズローは，人間は自己実現に向かって絶えず成長するという考えから，人間の欲求を5段階に表しました．下段から順次欲求は満たされていきます．
　一致団結して，チームワーク医療に臨もうとした場合，下段の生理的欲求，安全の欲求，親和の欲求までをも満たさなければなりません．ここが組織としてのまず取り組むべきカイゼンの部分なのです．
　みんなが安心して安全な仕事ができる環境を整備しながら，互いを認める関係を作りあげていきましょう．

◎自分が組織の中で認められれば人は自ら成長できる

親和の欲求が満たされると，「自我の欲求」が出てきます．自分自身がどのようになりたいのかという未来が見えてきたのです．「自己実現」では，将来のイメージに近づくために，自ら実践していきます．

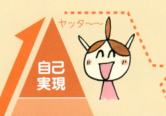

やりがいのある仕事
充実した人生!!

人の欲求とは，下段から順次心を満たして上段に移動していく

自己実現
ヤッタ〜〜

自我の欲求

親和の欲求
自分が歯科医院に必要とされる役割があるのか
・ちょっとしたことを聞く人がいない
・仕事を任されない
・信頼されていない
・情報が入ってこない
本音が言えない疑心感
孤独であれば職場にいても耐え難い

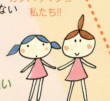
協働
ガンバリマショ〜
私たち!!

この部分を
安定させます

安全の欲求
働く環境の安全が確保されているのか
・職場の清潔・消毒・滅菌に不安がある
・何があっても休めない
・事故の防止策・対応策がない
・お給料等で生活ができない
混乱した職場であれば，誰もが辞めたくなって当然

安心して
勤められます

生理的欲求
生きるための食べる・寝るなどの本能的な欲求が満たされているのか
・昼休みが取りづらく，ゆっくり食事ができない
・残業が多くて疲れがとれない
・職場の事で悩んで寝られない
職場の環境カイゼンの重要ポイントとして基本中の基本

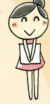
やっぱり
おいしく
食べるって
大切よネ

色気より食欲よ!!

マズローの5段階欲求：スタッフが自ら本を読み，研修会に行って成長してほしいと思っても，この下段3段の欲求が組織として確立できていなければ，なかなか自主的に成長しようとは思えません．

勤務環境改善マネジメントシステムってなに？
私たちの人生を豊かにできる仕組みです

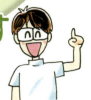

勤務環境改善マネジメントシステムの意味

歯科医院に勤めるスタッフと協力して，プロセスを守り，継続的・自主的に勤務環境改善活動を進める仕組みのことです．

何が変わるの？

快適な職場環境がつくれます
- 医療スタッフの健康増進
- 医療スタッフの安全確保
- 医療の質の向上
- 患者さんの安全と健康確保

誰が行うの？

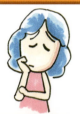

団結して全員で行います．ムリしないようにネ．

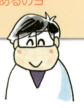

公的資金制度もあるのヨ

平成26年度の医療法改正により，各都道府県に医療勤務環境改善支援センターが設置されています．困った時には相談しましょう．

どうやるの？

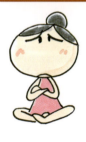

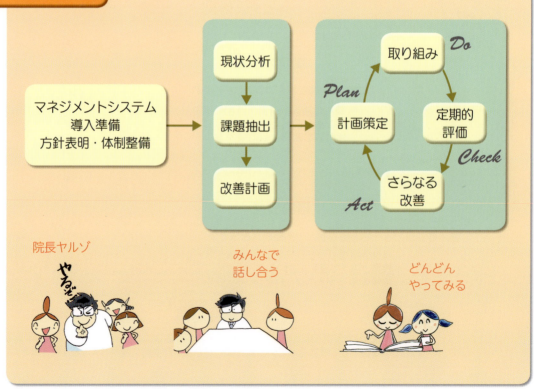

マネジメントシステム導入準備 方針表明・体制整備 → 現状分析／課題抽出／改善計画 → 計画策定(Plan)／取り組み(Do)／定期的評価(Check)／さらなる改善(Act)

院長ヤルゾ　みんなで話し合う　どんどんやってみる

働く場を**勤務環境改善**マネジメントシステムで改善しよう

私達の働いている場所は医療機関という**志**ある組織

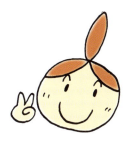

理念（ミッション）

そのために行うこと
ビジョン

経営の安定 　医療の質の向上

組織は理念に基づき，ビジョンの達成に向けて成長することを目指します．
「経営が安定する」からこそ「医療の質を向上させる」ことができます．
この2つは，組織としての両輪です．

職場はどんどん**改善**される

近頃，言われていることです「職場が改善されると経営が安定する」
これは，**「雇用の質」向上の好循環サイクル**で示されています．

近ごろ働きやすくなったネ

雇用の質 向上

- 組織の財産の余裕（ヒト・モノ・カネ・情報）
- 未来への投資
- さらなるカイゼン

- 人が辞めなくなった
- 安定した医療提供
- 体，心，時間で余裕
- スキルアップ

働きやすさはいろいろな所で成果が出ます！！

経営の安定化

医療の質 向上

- いつでも安心で安全な医療
- 顔がわかる医療
- 体，心，時間で余裕
- 地域との密着性大

- 口コミで来院者数アップ
- 選ばれる歯科医院
- さらにプロ意識をもって医療提供

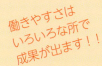

患者満足度 向上

雇用の質の向上ってなんのこと？
取り組む領域は4つ

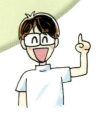

雇用の質の向上の意味

働きやすく，生きがいのある環境を創るために，いろいろなカイゼンに取り組むことで，医療の質を向上させることです．

いろいろなカイゼンとは大きく4つ

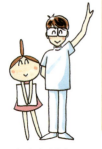

大きな流れで
イメージをつかもう

働き方・休み方改善	過重な労働改善のために体制や管理方法・システムを整備します
スタッフの健康支援	心身共に健康であるための協力体制や対策に取り組みます
働きやすさ確保	スタッフの確保・永く勤められるための体制を整えます
働きがい向上	スタッフのモチベーションを上げ満足度を高めます

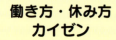

医療の質 の向上

働き方・休み方カイゼン	スタッフの健康支援	働きやすさ確保	働きがい向上
メリハリ	ハツラツ	アンシン	イキイキ

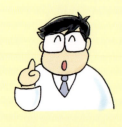 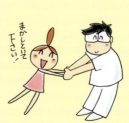 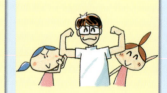

雇用の質の向上 への取り組み

できていますか
あなたの歯科医院

雇用の質向上に取り上げられている**4つの領域**の具体的な取り組み内容です．
チェックしてみましょう．できていない項目は目標にしてチャレンジしてみましょう．

I．働き方・休み方の改善

1）労働条件（就業規則の作成はスタッフが常時10人以上は義務）

1	就業規則の記載	労働時間に関する事項の記載（始・終業時刻，休憩，休日，休暇等）
2	就業規則の記載	賃金等の記載（賃金の決定・計算・支払方法，締切り・時期に関する事項）
3	就業規則の記載	退職に関する記載（解雇事由を含む）
4	就業規則の設置	就業規則は職場に備え付け，スタッフが見える状態にする
5	雇用保険の加入	1週間の所定労働時間が20時間以上のスタッフは加入
6	労災保険の加入	歯科医院から賃金の支払いを受ける人は全て労災保険の適用
7	健康保険の加入	所定労働時間および日数が常勤スタッフの3/4以上のスタッフの場合 常時5人未満のスタッフの場合は国民健康保険・歯科医師国保等に加入 医療法人または常時5人を超えるスタッフの場合は組織として社会保険に加入
8	年金の加入	所定労働時間および日数が常勤スタッフの3/4以上のスタッフの場合 常時5人未満のスタッフの場合は国民年金に加入 常時5人を超えるスタッフの場合は組織として厚生年金保険に加入

2）労働時間管理

9	労務管理	労働時間は週40時間，1日8時間以内としている（常時スタッフ10人未満は週44時間）
10	労務管理	労働時間は，タイムカード等で管理されている
11	労務管理	時間外労働・休日労働は予め労使協定範囲内である（36協定）
12	労務管理	法定労働時間を超える時間外・休日労働は，それぞれ25%・35%割増賃金である
13	労務管理	時間外労働時間の削減に取り組んでいる
14	労務管理	全てのスタッフに対して有給休暇がある
15	労務管理	シフト等の勤務時間設定の話し合いをしている

3）勤務負担軽減

16	労務管理	正社員について多様な勤務形態を活用している（短時間・フレックス等）
17	組織マネジメント	チーム医療として連携して協力体制をとっている
18	組織マネジメント	機器を活用した業務の効率化・省力化・単純化を推進している
19	組織マネジメント	募集・採用を強化するための取組みを実施している
20	組織マネジメント	地域との医療連携を意識している（歯科訪問診療・周術期等）

II．スタッフの健康支援

21	健康管理	スタッフの健康診断を行っている
22	健康管理	スタッフの健康教育や生活習慣病対策に取り組んでいる
23	健康管理	感染症予防対策に取り組んでいる
24	労働安全	心身の健全を目的とする職場改善等に取り組んでいる
25	労働安全	有害化学物質の曝露予防に取り組んでいる

III．働きやすさ確保のための環境整備

1）仕事と子育て・介護等の両立支援

26	両立支援	育児休業・復帰をスムーズに行っている（準備ができている）
27	両立支援	介護休業・復帰をスムーズに行っている（準備ができている）
28	両立支援	保育・学童期の子供を有するスタッフの支援を行っている
29	両立支援	スタッフの勤務状態を希望により柔軟に対処できる（短時間正社員制度等）
30	両立支援	子育て・介護等の事情による退職したものの再雇用の制度を設けている
31	両立支援	ワークライフバランスの推進施策を実施している（例 行政への企業登録等）

2）環境整備

32	環境・風土	スタッフが休憩できる場所が確保されている
33	環境・風土	スタッフ間コミュニケーションの機会をつくっている（イベント等）
34	環境・風土	スタッフの地域活動への支援（ボランティア等）をしている
35	環境・風土	いじめやハラスメント，患者からの暴言・暴力に対して，研修や支援を行っている
36	環境・風土	子育て等で配慮を受けるスタッフと他のメンバーとの公平感に留意した適切な業務分担や処遇になっている

3）人材の定着化

37	定着	定期的な面談等でスタッフが抱えている事情や希望を把握している
38	定着	個人を尊重して適材適所で業務を任せている
39	定着	定年退職者に対する再雇用に取り組んでいる

IV．働きがい向上・キャリア支援

40	人材育成	研修等に関する情報提供・研修への参加支援等を行っている
41	復帰支援	産休・育児休業等，復帰後の研修を行っている
42	復帰支援	産休・育児休業等，復帰後の相談対応を行っている
43	復帰支援	復帰者が利用できる短時間正社員制度等が導入されている

勤務環境改善マネジメントシステム導入 基本的な流れとポイント
手順を踏むことが大切

勤務環境マネジメントシステムを導入するにあたっては，全体像をつかむことが必要です．7つのステップがありますので着実に進めていきましょう．

①方針表明　②体制整備　③現状分析　④目標設定

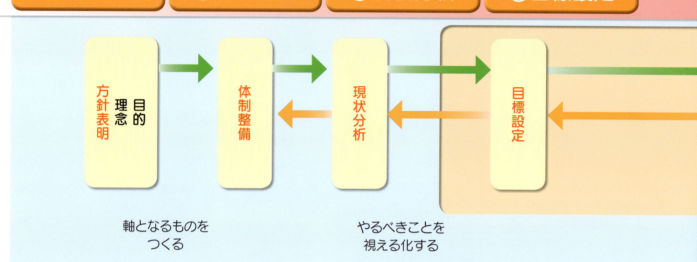

軸となるものをつくる　　やるべきことを視える化する

トップとして宣言
患者さん・スタッフ・社会のためにカイゼンします

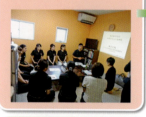

発言して行動

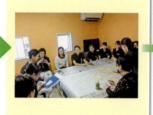

数字で確認

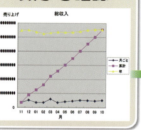

時には聞き取り
面接
アンケート

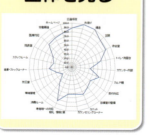

目標
分析をもとに考える

まず一歩
小さな改善から始めましょう
イヤダ〜ヤラナイ

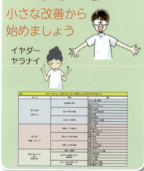

チームとして動く
体制を整える

全体を見る

写真提供
宮城県石巻市
医療法人T&K坂井おとなこども歯科

思いつきや
あせってやると
失敗しますヨ！！

けっこう長い
サイクルですね

じっくり
取り組むのが
基本よネ

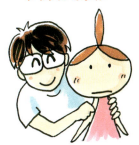

⑤計画策定　⑥取り組みの実施　⑦評価・改善

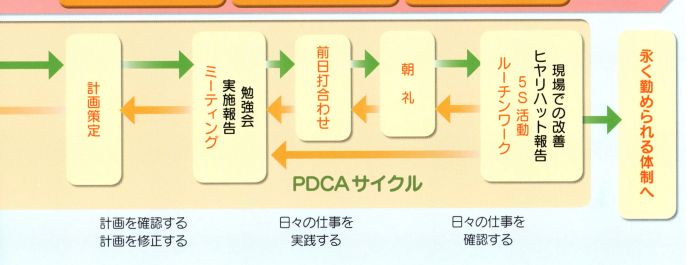

計画策定 → 勉強会 実施報告 ミーティング → 前日打合わせ → 朝礼 → 現場での改善 ヒヤリハット報告 5S活動 ルーチンワーク → 永く勤められる体制へ

PDCAサイクル

計画を確認する
計画を修正する

日々の仕事を
実践する

日々の仕事を
確認する

計画
誰が
いつまでに
何をするかを確認する

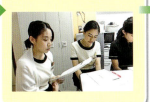

アクションプラン
（ガントチャート）

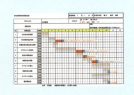

書くとやらざるを
得ないヨネ
説明会開いてね

団結して取り組む
朝礼や昼礼

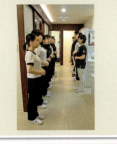

ミーティング
会議

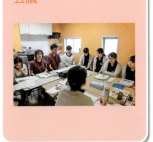

標準化
マニュアルの作成・改正

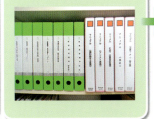

柔軟な対応
ソレモアリヨネ

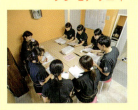

1つずつ
着実に継続よ

客観的評価

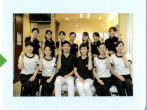

ヒヤリハット
からの改善

PDCAサイクル
を意識

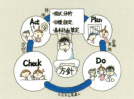

①方針表明

軸となるものをつくる
組織であるからこそ目的を明確にする

◎方針表明でのポイント

1. トップとして宣言
組織を動かすためには全体で取り組むことが大切．そのために**院長の方針の説明**は必須．

2. まず一歩前進

2-1 ポジティブに考える
「未来は明るい」「必ずできる」などの発言を意識．**ポジティブ思考**は未来を切り開きます．

2-2 何度も伝える
「言いました」だけでは組織は動きません．理念を目的としていただくためには**何度も説明し，語り合う**ことが大切です．

1. トップとして宣言

歯科医院としての目的は何ですか？ それは理念に示されます．
時代や状況によって対応策は変わりますが，変わらないのは**理念**です．院長がブレない発言をするためには必ず理念を必要とします．

ブレないためには理念がいる「理念シート」

理念とは，「歯科医院の役割は何ですか」という質問に対する答えです．使命と同義語ですので，まさしく言葉のとおり，命を使ってまでもやり抜く覚悟を言葉にしたものです．理念の言葉にいきつくまでには時間を必要とします．

ビジョンは，理念を行うために「何をなすべきか」を示したものです．「患者，スタッフ，社会」のために何ができるかをまとめます

戦略は，3～5年を意識してやるべきことです．
戦術は，1～3年を意識して行うべきことです．

ここまで言うと，やるべきことは明白です．
このシートは最初だけは院長で書かれてください．理念が組織に浸透すると，その後は全員で話し合えるようになります．

三方良しの考え

近江商人は活動理念を，**売り手**良し，**買い手**良し，**世間**良しとして三方良しと言っていました．
歯科医院としても同じことが言えます．この3つに対する考え方がビジョンです．

大切です

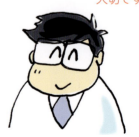

2. まず1歩前進！！

2-1 ポジティブに考える

　勤務環境のカイゼンは，院長1人で行えるものではありません．院長が「皆さんのために人生をかけて行いたい」と言われれば，今度はスタッフの1人ひとりが「自分に何ができるのか」と問われることになります．

　ここでのポイントは，**ポジティブシンキング**．

　普段から使っている日本語を，チョットだけ変えてみましょう．

●そんなことできるはずはない	→ それはどうやったらできるのだろうか
●今までやったけどできなかった	→ 今ならできるかもしれない
●院長がやってくれない	→ チームとしてやってみようか
●どうせ私が言っても	→ ちょっと提案してもいいですか
●それはムリ…	→ これぐらいならできます
●でも！！	→ 確かに！！ この場合はどうですか？
●……だからできない	→ こうだったらやりやすいです
●なんでしないんですか	→ 私がお手伝いすることありますか
●お金がない	→ 未来のための投資が必要です
●うちはしかたがない	→ 今の私たちならできるかもしれない

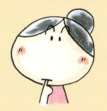

日本語1つで気持ちが変わります

毎日使う言葉をポジティブシャワーしてみましょう

2-2 何度も伝える

　1回言ったからといって人は同じ気持ちにはなりません．またすぐに忘れてしまいます．人間は1日で74%忘れてしまいます．

　繰り返し伝えます．持久戦です．

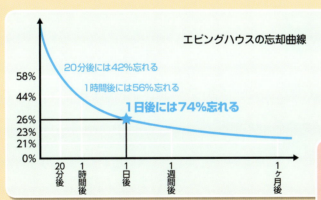

エビングハウスの忘却曲線
- 20分後には42%忘れる
- 1時間後には56%忘れる
- **1日後には74%忘れる**

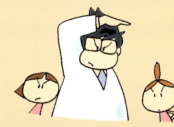

方針を伝えるのはトップの担当です

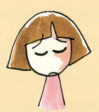

院長，理念をつくるのは大変だったソウヨ

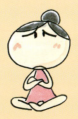

人生そのものを問われますヨネ

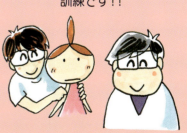

繰り返し繰り返し熱く語ります
何回言ってもネガティブな人っています….
でもポジティブに伝え続けるのも訓練です！！

②体制整備

やるべきことを視える化する
体制整備ができてはじめて責任をもって動けるようになる

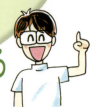
適材適所へ

◎**体制整備のポイント**

1. 発言して行動
「人に言われてやるのはイヤです」という人がいます．それなら自ら考え，**発言して行動**を始めましょう．

2. チームとして動く
1人でできないことも，チームだったら協力し合って動けます．正式な**チームとして頑張る**姿勢が大切．

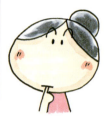
チーム作りをするんですね

1. 発言して行動　この時だけは，声を出そう！！

年1回語り合おう「戦略会議」

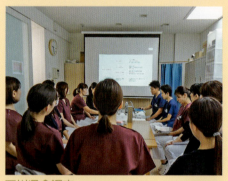

石川県金沢市
医療法人社団ハッピー歯科医院

話し合うって大切
いつもしゃべっているけど
この会議は別物！！

1年に1回は，年間計画を立てる会議を開きましょう．全員が歯科医院の問題を共有できれば，何をどうすべきか語り合うことができます．
そこで，**ブレーンストーミング**をお勧めしています．
ブレーンストーミングは，多彩なアイデアを生み出すための方法の一つです．批判禁止，質より量，自由奔放，便乗してもよしという原則を守って，問題や希望等を100個出るほどに語り合い，カードに書いていきます．

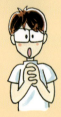

その後，**KJ法でまとめます**．
KJ法では，類似カードをグループに分けてタイトル付けをして，集約・統合を行います．
タイトル別に問題解決案を出して，いつまでに，誰が，何を，どの時期に，どのように対応するかの**プロジェクトを立ち上げます**．
この作業は，1日仕事です．

注意してネ

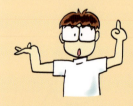

ブレーンストーミングで問題を抽出し，KJ法でまとめたところで終わるのは要注意！！
問題が見えただけで解決までいっていないので不安が増大してしまいます．必ず大きく方向付けをした解決策を決めましょう．

2. チームとして動く　まずは下準備がいります！！

1年間で行えることを視える化しよう「プロジェクト別・人別目標設定表」

戦略会議で行ったブレーンストーミング，KJ法によってやるべきことが視えてきました．
しかし，カードのままだと，場所をとるし自分の担当を一瞬で見分けることはできません．
したがって，**プロジェクト別と人別に一覧表を作成します**．
人別にプロジェクトを示すと，過重な負担がかかっている人がわかりますので調整します．

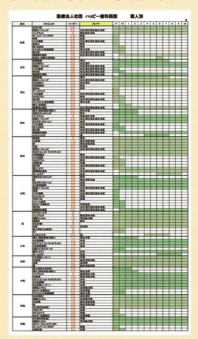

誰もが歯科医院のために働いてくれていることを理解しよう「組織図」

1年間で行うことが確定したら，担当者にプロジェクトを当てはめて，組織図を作り**「これは，誰が責任の仕事？」と聞かれたときに，即答できるようにします**．
　また，自分が誰の指示で動けばいいのかを明確にしておくと仕事の混乱は減少します．
　何となく日々行っていたことでも，プロジェクトとして担当者を置くと，責任をもった形で仕事がスムーズに流れるようになってきます．
　新人であろうとも責任ある仕事を任せましょう．簡単にできることでも，重要な仕事はたくさんあります．

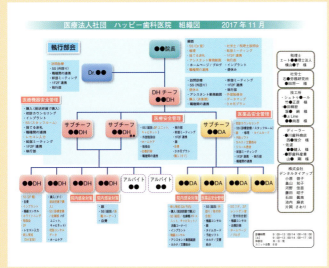

1人で行える仕事は，他のメンバーと調整する必要はないと考えがちですが，チームとして動いているので情報共有は絶対です．

ホワイトボードに掲示しましょう．

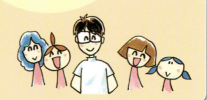

③ 現状分析

これぐらいはいつも見ておこう
数字は，やってきたことに対する結果として表れる！！

◎ 現状分析のポイント

1．できれば数字で確認	数字は実数・率で表しやすいです．月ごと，年ごとで変化を確認します．
2．時には聞き取りも必要	もの差しをもって経年的に変化を見ることが大切です．
3．全体を見て状況を捉える	全体を捉えて解決の順番を決めていきましょう．緊急性，重要度，簡易度，コスト等は数値化しやすい．

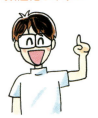

たとえば残業時間や有給休暇取得などは数値化しやすい

1．できれば数字で確認

気をつけなければならないのは，数値が目標ではないということ．
目安にはなりますが，これを目標にすると組織は品格を失うときがあるので注意です．

	実績	目安	算出方法	数字の意味
1	キャンセル率	目安10％以内 減少が基本	当日キャンセル数／当日来院数＋当日キャンセル数	● 患者さんからの短期間評価であり，歯科医院に対しての信頼度を示す ・患者さんには，キャンセルは前日までに連絡を入れていただくことをお願いする ・季節・天候・繁忙期等，地域性の影響が出ると思われがちだが，優秀な歯科医院では影響を受けない ・キャンセルされた方に電話すると，「忙しかった」「忘れていた」「体調が悪かった」と言われるが，大人としての返答であるので，歯科医院に対する抗議の一つとして謙虚に受け止める必要がある
2	実患者数	増加が基本	基本レセプト枚数から算出 自由診療の患者数を含む	● 患者さんからの中期間評価を示す ・患者さんが歯科医院に対して，信頼し続けてくださっているかの目安 ・カイゼンと評価との間にはタイムラグがある ・予防管理への重要性の認識によって増加傾向を示す ・季節・天候・繁忙期等，地域性の影響あり
3	延べ患者数	ユニット1台当たり8〜16人／1日が目安 独自性のある診療では人数は少なくなる 増加が基本	日計による患者数から算出	● カイゼンからタイムラグを受けての患者さんからの評価を示す ・実人数との関係は重要．延べ患者数÷実人数によって，1カ月に何回再来院しているかという目安となる ・独自性の高い診療がある場合（自由診療含む）は，時間をとるため患者数に制限がかかる ・患者受け入れ数の限界まで来ると，増加は止まる．止まってからの対応では遅く，傾向を見て対応する
4	新患者数	増加が基本 減少については2解釈アリ	カルテ通し番号から算出	● 地域（社会）からの信頼の評価…独自性確立後は診療体制への共感の評価を示す ・立地の影響大 ・歯科医院を理解してくださるファンによる口コミが大きく影響する ・ホームページは，地域での検索と口コミ確認のために使用される ・増加が基本であるが，患者受け入れの限界まで来ると，増加は止まる
5	紹介患者数	増加が基本	問診票から算出	● 歯科医院の信頼度の評価を示す ・歯科医院を非常に愛して下さるファンを示す ・カイゼンからのタイムラグを受けて患者さんからの評価を示す
6	保険診療費	増加が基本 減少については2解釈アリ	レセプトから算出 ※1人1回平均6,800円程度で計算する	● 歯科医院の基本的診療の評価を示す ・単純に，延べ患者数の増加に伴い増加傾向を示す ・自由診療にシフトしたら減少傾向へ移行する…バランスを見る ・独自性のある診療にシフトしている場合，保険診療費が低下する場合がある…バランスを見る

カイゼンは自己満足ではダメ！

※平成28年　社会医療診療行為別統計

7	Dr.・DH 保険診療費	増加が基本 バランスを見る	レセプトから算出	● Dr.保険点数…歯科医院の治療への評価を示す ● DH保険点数…歯科予防・管理への評価を示す ・治療中心ならば歯科医師の比率が高く，予防管理中心ならば歯科衛生士の比率が高くなる ・経営的安定と患者への健康意識向上を目的に，治療から予防管理体制にシフトさせていく ・カイゼンを進めても，Dr.の保険点数は伸びない場合が多い．伸びて成長するのは歯科衛生士業務	弱みを強くするより強みをさらに強くする方がいい結果が出ることもあります
8	自由診療費	増加が基本	自由診療費集計から算出	● 歯科医院の独自性と，患者さんへの情報提供の質に対しての評価を示す ・保険診療が安定した後に，独自性を伸ばす ・順番を間違えると，不安定な経営状況を招く．歯科医院としての基本ができていて，独自性が発揮できれば，患者さんの評価をいただける ・基本的にスタッフの継続した教育と訓練，カウンセリングの仕組みが必要	
9	雑収入	ユニット3台で10万が目安 増加が基本	窓口での口腔ケア商品等の売り上げ集計	● セルフケア等，患者さんが自立して管理する説明がなされているかの評価を示す ・個人に合わせて処方する考えで，的確な物品を説明する ・管理・予防型歯科医院では説明が深い ・ここに変化が出る歯科医院は，独自性が高い	
10	リコール 患者数	増加が基本 レセプト枚数での割合をみる	受付で人数把握	● 患者さんの診療に対する長期的・総合的評価を示す ・最終的な結果として現れる数字 ・歯科衛生士の実力がはかれる（一人前になると，1人300人以上の担当患者有）	

2. ときには聞き取りも必要

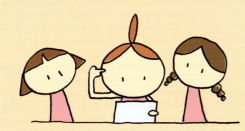

数字に表しにくいことは，面接やアンケートを行ってみましょう．内部の状況は
「できてますかあなたの歯科医院 (p.35)」
「労務管理セルフチェックリスト (p.44)」
の項目を使って確認することもできます．

3. 全体を見て状況を捉える

全体を広く理解して優先的に行うべき問題や行動を数字化すると判断しやすくなります．

いろいろやりたいことはあるけれども
一度に全てはできないですよネ

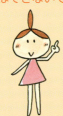

人を募集する順番例

	緊急度	重要度	簡易度	コスト	合計	対応順番
学校に求人を出す	4	5	4	5	18	3
ハローワークに求人を出す	5	5	4	5	19	2
求人会社に申し込む	2	3	3	1	9	4
今あるホームページで求人を出す	5	5	5	5	20	1

順番例ではまずホームページに早急対応し，ハローワークと学校に求人票を出すことになりました．求人会社への申し込みは様子を見て提出するという流れです．

点数化すると何から行うべきかわかってきます．

緊急度 / 重要度 / 簡易度　　コスト
5 ← → 1　　5 ← → 1
高い　　低い　　安価　　高価

労務管理の現状分析

労務管理セルフチェックリスト（簡易版）

　労務管理は，なかなか話し合う機会がありません．担当者になったときには，一度セルフチェックを行ってみましょう．労働環境は，協力体制のもとに自分たちで創るものです．取り組みが難しい場合には，歯科医院で方向性を話し合い，社会保険労務士や医療勤務改善支援センター等に相談することができます．

　1年に1回ぐらいの割合で再度チェックをかけて改善されているかを確認しましょう．

1　労働条件・雇用

	はい	いいえ	わからない
①採用時に雇用契約書か労働条件通知書を交わしていますか			
②就業規則を作成し，スタッフに周知していますか			
③時間外・休日労働に対して，労使協定（36協定）を結び，労働基準監督署に届けていますか			

2　帳簿・記録

	はい	いいえ	わからない
①労働者名簿・賃金台帳・出勤簿またはタイムカードがありますか			
②スタッフの労働時間を把握していますか			
③有給休暇の取得日数の管理をしていて，本人もわかる状態ですか			

3　労働社会保険関係

	はい	いいえ	わからない
①常勤スタッフに対して労働保険（労災保険・雇用保険）・社会保険（健康保険・年金等）に加入していますか			
②非常勤スタッフに対して，勤務実態に合わせた労働社会保険の加入をしていますか			

4　職場の安全衛生

	はい	いいえ	わからない
①医療安全管理・院内感染対策・医薬品安全管理・医療機器安全管理で担当者が決まっていますか			
②4-①に対してのマニュアルがありますか			
③4-①に対しての業務は記録として5年間保管していますか			
④普段からヒヤリハットからの改善を繰り返していますか			
⑤常勤の労働者に対して，年一回以上の定期健康診断を行っていますか			

5　出産・育児・介護

	はい	いいえ	わからない
①産前産後休業制度・育児休業制度を導入できますか			
②妊娠中・産後1年以内のスタッフに対する時間外勤務の免除の制度を導入できますか			
③3歳児未満の子を養育するスタッフに対して，短時間勤務制度を導入できますか			
④介護休業制度を導入できますか			

※法律は，毎年変わっています．その都度確認してみましょう．

（「医療分析の「雇用の質」向上のための勤務環境改善マネジメントシステム導入の手引き」より追加・改変）

ボクだって
不安だな〜
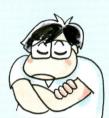

私 担当なんですが
できるでしょうか？
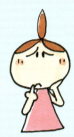

大丈夫
大丈夫
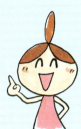

歯科医院を支える2つの職種

税理士
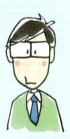

社会保険労務士
（社労士）
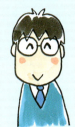

一緒にがんばりましょう

1のポイント
①労働条件は，あとになって違うということがありがちなので，コピーして渡す．
②就業規則の作成は，常時10人以上のスタッフがいる職場で義務化されている．
③1日8時間，週40時間を超える場合に36協定を結び，割増賃金となる．

2のポイント
①労働者名簿は，スタッフの氏名・生年月日・住所等を記入．
　賃金台帳は，氏名・労働日数・労働時間を記入．
　出勤簿は，賃金台帳の記載事項である労働時間等を確認するための帳簿．
②③は，給与明細に記入する場合がある．

3のポイント
①労働保険は，原則1人でもいれば加入義務がある．
　社会保険は，法人であれば1人から，個人歯科医院の場合5人以上ならば基本加入義務（協会けんぽ・厚生年金）がある．
②非常勤スタッフに対しては，常勤スタッフの所定労働時間の3/4以上ならば加入することが可能．

4のポイント
①〜④は，第5次医療法改正時に行うことになった．
⑤定期健康診断は，既往歴・業務歴，症状の確認，身長・体重・腹囲・視力・聴力，胸部エックス線，血圧，尿中の糖・蛋白，貧血，肝機能，血中脂質，血糖，心電図（医師の判断により省略できるものもある）．結果は，本人に渡し，歯科医院で保管する（5年間保存義務）．

5のポイント
①スタッフの申し出により，1歳（最長2歳まで）になるまでの間休業する制度．
②母性保護規定において，妊婦の時間外労働・休日労働の制限，健診のための時間確保等が行える．
　ノーワーク・ノーペイが基本．

◎医療勤務改善支援センター
　医療機関のニーズに応じた総合的専門的支援を行います．地域医療介護総合確保基金を使って各都道府県で整備されています．

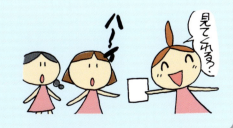

④目標設定

やるべきことの到達点を決める
目標をもって取り組もう

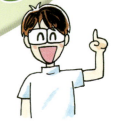

◎**目標設定のポイント**

1. 明確な目標にする
具体的なテーマで，いつまでに，どの程度のところまでもっていけるのかを，根拠をもってムリなく達成できる目標にする．

これなら
できそう

1. 明確な目標にする

明確な目標とは数値で表すことが基本です（○人，○％，○円，○分，○個）．客観的にして，誰もが同じ判断でできているのかわかることが重要です．

目標は最終目標と中間目標とがあります．全てのことをいっぺんに達成することはできません．アクションプラン（ガントチャート）の上段に書いてみましょう．

④ 目標設定

⑤ 計画策定

計画はオレンジ色で示しています

できたら青！！
赤のときは計画通りにできていないということネ
助けてほしいという
合図でもあるのよ

⑤ 計画策定

計画を立てる
アクションプラン（ガントチャート）を書いてみよう!!

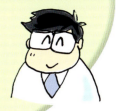

◎計画策定のポイント

1. 声を聞く
アクションプランはプロジェクトチームで立てるので，**話し合うこと**が大切．

2. 目標に向けて視える化
一歩一歩，着実な取り組みが必要．継続を意識した計画を立てて掲示する．

文字化して視えるようにしましょう

1. 声を聞く

実際に計画を具体的に立てていこうと思えば，プロジェクトチーム（1人のときもあるけれど…）院内での話し合いは必須です．他のメンバーの協力なしに動かすことができない場合も多いので，あいた時間を活用して話をしながら，また，アドバイスを受けながら，考えてみましょう．

2. 目標に向けて視える化

アクションプランは，プロジェクトの各段階を細かく作業単位まで展開していきます．縦軸で作業内容を現し，横軸に日時をとって，行う期間と進捗状況を一瞬で分かるようにします．

実施担当者は，計画的に実践できますし，管理する方も，その進行程度を把握することができるので，大変有効な手段です．

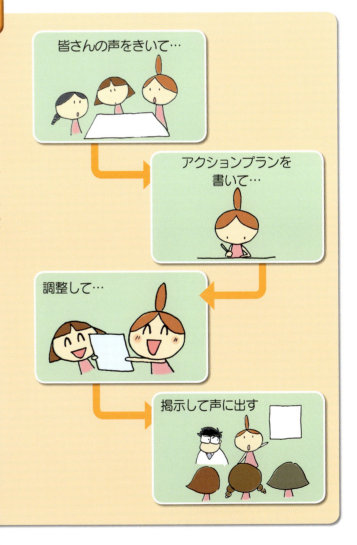

◎ガントチャートとは

最初の経営学書は，科学的管理法のテーラーですが，その友人であるヘンリー・ローレンス・ガント（1861～1919）は，作業工程の全てのタスクと時間の流れを視覚化しました．第一次世界大戦中の海軍での造船作業でも使われ，約100年にわたって，ほとんど当時と変わらない形で活用されています．

⑥取り組みの実施

日々の仕事を実践する
組織は動く　継続は力なり

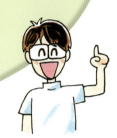

◎取り組みの実施でのポイント

1. 団結して取り組む 会議で周知，朝礼で確認しながらドンドン進める．
2. 柔軟な対応 計画通りに行かないこともある．頭を柔軟にしてやってみる．
3. 標準化する 落ち着いてきたら，マニュアルに追加修正する．

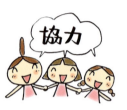

1. 団結して取り組む

1カ月に1回のミーティング．毎日の朝礼で情報を共有しよう．

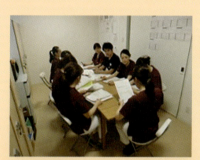

基本を確認，ミーティングでは議事録をとろう

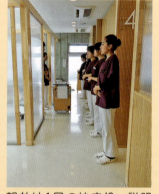

朝礼は1日の始まり．説明と周知を徹底する

石川県金沢市　医療法人社団ハッピー歯科

報告・連絡・相談は大切
言葉の意味を理解しておこう

報告・連絡・相談の違い

- ●報告：与えられた仕事の進行状況．結果を述べること
  - ・基本計画されたことを，中間報告や最終報告で伝える．計画・予定されていないことに報告はできない
- ●連絡：相手に通報すること，意思を通じあうこと
  - ・緊急連絡網に示されるように，基本一方通行の情報でよし
- ●相談：疑問や不明瞭な点を解決するアドバイスを請うこと，お互いに意見を出して話し合うこと
  - ・相談した結果は，基本報告する

2. 柔軟な対応

ベテランの人こそこだわりが強い．
「今までだってこうやっていた」
「何も問題がなかった」と言う．
変わるからこそ組織．
変えられることが組織としての文化．

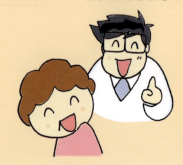

3. 標準化する

　標準化とは，日々行っている業務を単純化したり，規格化したり，専門化することで，誰でも行えるように標準的なものにすることです．

　そのためには，改善が進めば，文字起こしをしてマニュアルにする必要があります．

マニュアルも
どんどん改正
していきましょう

⑦ 評価・改善

日々の仕事を確認する
雇用の質が上がることで医療の質や経営の安定がはかられる

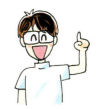

◎評価・改善のポイント

1. ヒヤリハットからの改善
日々，小さな事に気づけることを大切にする．

2. 客観的に評価する
数値の変化で見えれば確実．

3. PDCAサイクルを意識する
より高いレベルに変えることを組織文化とする．

他の医院と比較するのではなく自院の変化を見ます

1. ヒヤリハットからの改善

ヒヤリハットだと，「失敗したので書いて下さい」ということになって書きにくい，と言われる歯科医院があります．

それではカイゼン提案書ならどうでしょうか．1カ月で10〜20個ぐらい出てきたら健全です．小さなことも発信することが大切．1人の気持ちで勝手に変えても，他のスタッフが根拠や理由を知らなければすぐに元に戻ってしまいます．

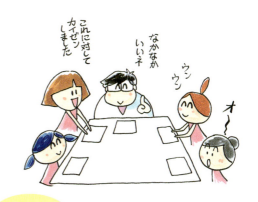

一口メモ
5回なぜを問うと問題の真因までたどり着く

これは「**なぜなぜ分析**」と言われています．当時副社長であった大野耐一が著した『トヨタ生産方式』に示されています．

年間100万個のカイゼンがくり返されてきているトヨタ自動車．

トヨタのモノづくりは世界中で研究され，改善はKaizenとして，世界共通用語となっています．

アッパレトヨタ！！

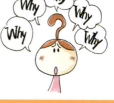

書いたらホワイトボードに掲示．ミーティングで報告したらファイルに綴じる．5年間の保存義務アリ！

2. 客観的に評価する

診療に対する数字は**患者さんから頂いた成績表**です．

自分たちが頑張っていたとしても，それが患者さんにとっての幸せにつながっていなければ評価されることはありません．そうすると数字は必ず落ちてきます．

毎日予約が入っているのか，月の合計，年の合計とを比較するとその変化が読み取れます．

月ごとにチェックするより，年の平均でチェックする方がわかりやすいですネ．

キャンセル率（単位：%）

	1月	2月	3月	4月	5月	6月	7月	8月	9月	10月	11月	12月	年平均
H26	8	9	8	6	8	9	7	8	8	9	6	8	8
H27	8	8	9	3	8	8	7	8	7	9	7	8	7

実患者数（単位：人）

	1月	2月	3月	4月	5月	6月	7月	8月	9月	10月	11月	12月	年平均
H26	306	327	402	366	350	394	423	406	381	364	373	377	372
H27	341	373	409	412	381	414	432	420	351	375	342	362	384

延べ患者数（単位：人）

	1月	2月	3月	4月	5月	6月	7月	8月	9月	10月	11月	12月	年平均
H26	651	729	853	818	685	802	812	777	816	773	754	743	767
H27	680	738	859	831	689	834	859	849	745	792	658	729	771

新患者数（単位：人）

	1月	2月	3月	4月	5月	6月	7月	8月	9月	10月	11月	12月	年平均
H26	10	17	15	16	21	24	18	12	18	21	23	23	18
H27	12	16	19	20	26	30	19	15	20	21	22	24	20

紹介患者数（単位：人）

	1月	2月	3月	4月	5月	6月	7月	8月	9月	10月	11月	12月	年平均
H26	10	8	9	12	10	13	6	6	10	15	6	7	9
H27	9	12	11	15	16	19	14	10	11	12	5	8	11

2年分のデータがあれば**Zチャート**で表せます．

毎月の数字を見てもなかなか傾向を把握することはできませんが，Zチャートにしてみると一瞬で傾向を感じとることができます．

Zチャートは3本のグラフで構成されています．青が月の実績，赤が累計，黄色が1年間の総合計の変化です．下図を見てみると，右肩上がりのよい傾向を示していることが一瞬でわかります．

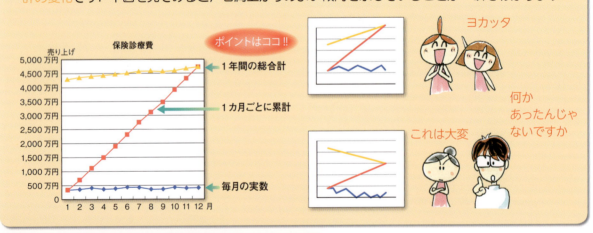

3. PDCAサイクルを意識する

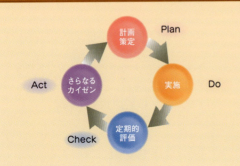

改善には終わりがない（PDCAサイクル）．

PDCAサイクルとは，計画策定（plan），実施（do），評価（check），さらなる改善（act），の流れで物事を進めるマネジメントプロセスのことです．改善は評価された結果から行われますが，次の計画のときには一段レベルが上がっています．改善は，継続することで組織として文化を創っていきます．

第4章
大切に人を育てよう
勤務環境改善マネジメントシステムを応用した新人育成のプロセス

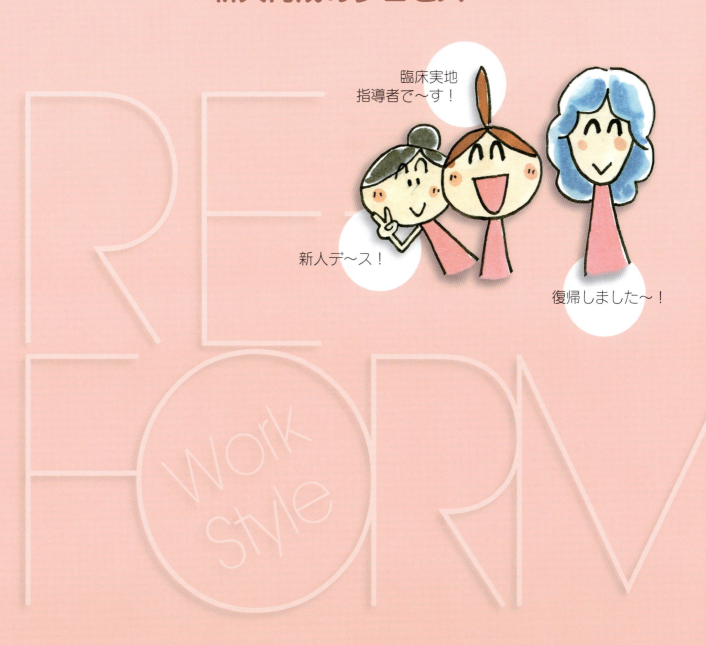

臨床実地指導者で〜す！

新人デ〜ス！

復帰しました〜！

人材育成にも活用できる
勤務環境改善マネジメントシステム

一昔前だったら，医療にマネジメントはいらないといわれていました．
なぜなら，マネジメントとはお金もうけをする仕組みと思われていたからです．

　でも今は違います．スタッフが一丸となって，より良き医療を提供するための仕組みが理解され始めています．
　前章では，基本とする勤務環境改善マネジメントシステムを紹介しましたが，この章ではそれを活用した人材育成マネジメントシステムで，人を育てることにチャレンジしてみましょう．ここではシステマチックに教育することがポイントとなります．組織としての方針を決め，教育のための体制を整え，現状を把握し，計画的に育成します．
　誰が，何を，いつまでに，どの程度まで教えるのかは，一瞬でわかる仕組みが必要です．
　教育は1人ではできません．大変な負担がいろいろな人にかかりますので，チームとして取り組みましょう．

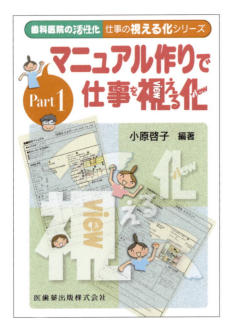
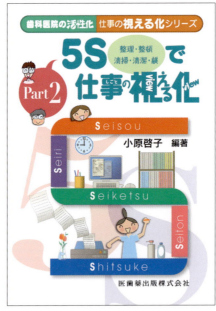

確実な教育を！
でも少しずつネ

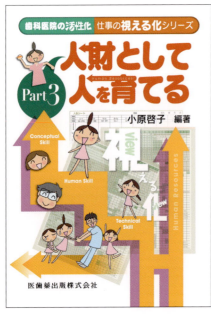
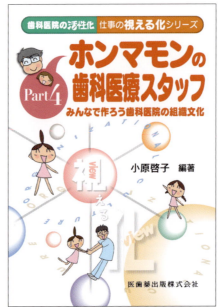

価値観や考え方は違っていて当然です
ジェネレーションギャップ

全員体制で新人を育成しようとしているのにトラブルはいつでも起こります．組織は理念という目的に向かって一丸になる必要があるのですから，まず自分自身を振り返ってみましょう．新人は，年齢が違う，職種が違う，生きてきた環境が違う，考え方が違う人なのです．ネガティブな言葉で日常生活を送っていると，負のスパイラルに陥ってしまいます．何もしないでうまくいくことなどありません．気持ちの切りかえが大切です．

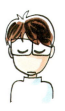
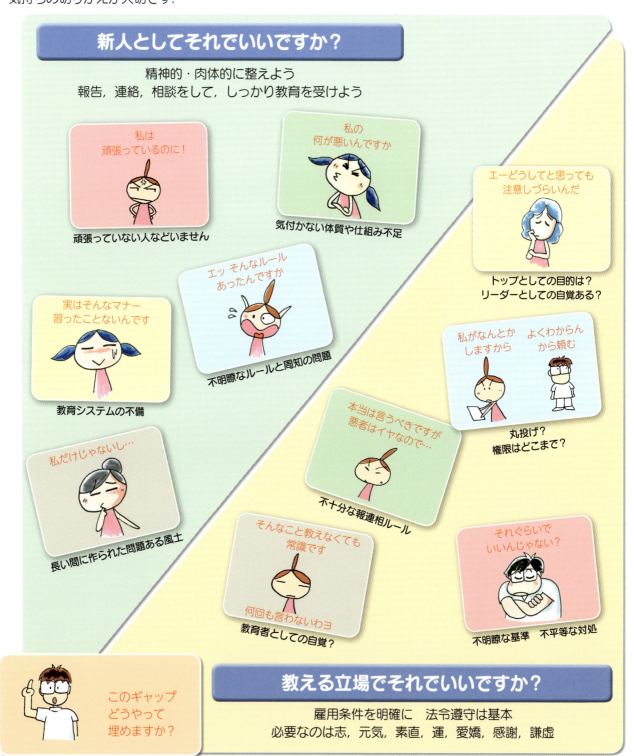

人材の育成はどのように進めるの？
育成には順番があります

◎新人育成のプロセス

| ①方針表明 | ②体制整備 | ③現状分析 | ④目標設定 |

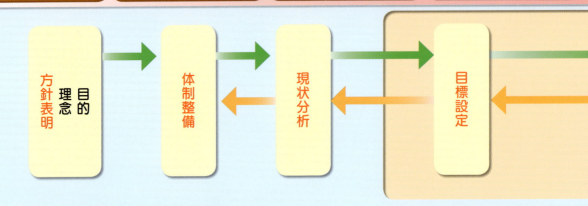

◎軸となるものをつくる
- 理念
- ビジョン
- 組織での役割
- 受け入れまでの準備

◎やるべきことを視える化する
- 組織・体制を整える
- 担当者の明確化・任命
- 本人の実力と意識を確認する

◎やるべきことを具体的に計画する
- マニュアル，ポートフォリオを使った計画的育成
- 合格ラインの提示
- 育成状況の視える化

◎人材受け入れ計画表

◎現状分析シート

◎育成プログラムの作成

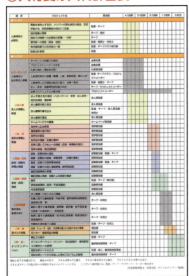

重みづけ

重要度	×	簡易度
3 大変重要		大変簡単
2 やや重要		やろうと思えばできる
1 重要というほどでもない		困難

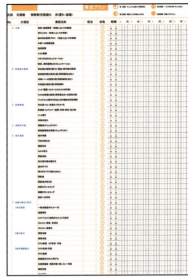

星取図

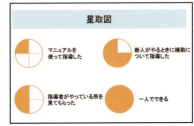

- マニュアルを使って指導した
- 新人がやるときに補助について指導した
- 指導者がやっている所を見てもらった
- 一人でできる

歯科医院は毎日忙しく診療で動いています．

その時間がない中で「どのように育成しますか？」と聞かれても，歯科医院での限られた財産（ヒト・モノ・カネ・情報）を駆使して人財を育てるしかありません．

基本の流れに則り，仕事は単純化して効率を上げ，**人を育てる仕組み**と**時間**をつくっていきましょう．

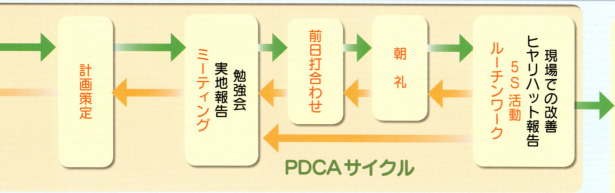

⑤計画策定　⑥取り組みの実施　⑦評価・改善

計画策定 ⇄ ミーティング 実地報告 勉強会 ⇄ 前日打合わせ ⇄ 朝礼 ⇄ 現場での改善 ヒヤリハット報告 5S活動 ルーチンワーク → 永く勤められる体制へ

PDCAサイクル

◎計画を確認する
　計画を修正する
・ミーティングで育成状況報告
・問題が出ている場合の調整

◎日々の仕事を実践する
・前日に次の日の患者情報を共有
・週初めに今週の育成予定を担当者より報告
・週末に確認

◎日々の仕事を確認する
・問題が起きた時のヒヤリハット報告と改善
・状況に合わせたマニュアルの改正
・育成終了時の満足度アップ

◎月1ミーティング

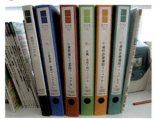

◎マニュアル

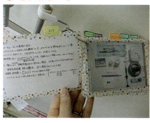

◎写真カード

◎前日打ち合わせ

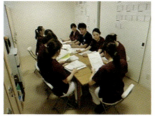

◎治療計画に則った育成

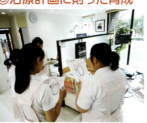

◎朝礼での情報共有

◎治療計画・予定表

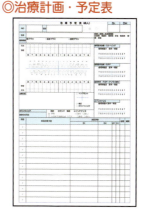

◎予約簿からの担当明確化

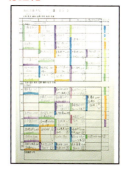

◎ヒヤリハットによるさらなる改善，育成の見直し，マニュアルの改正

写真提供：石川県金沢市　医療法人社団　ハッピー歯科医院
　　　　　石川県河北郡　医療法人社団　のぞみ歯科医院
　　　　　兵庫県神戸市　佐伯歯科医院
　　　　　大阪府豊中市　松林歯科

人材育成　①方針表明

人を雇うかを検討した上で方針表明
人を雇うって大変なこと

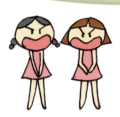

先生
1人雇ってください

私たち有給休暇さえ
とれません

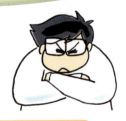

そうは言っても
すぐには
来てくれないんダヨ

1. 人員補充の必要性は慎重に協議する

　誰かが退職する場合の求人や増員に対しては，十分な状況把握が必要です．何の情報もなしに院長は決めることができません．本当に人を入れるかどうかは，どれくらいの患者数に対して役割分担したスタッフが何人いるかで決まってきます．

　また，1人雇うためには本人の給与のほかに福利厚生等，医院が持つべき範囲もありますので，**給与の1.2～1.8倍ぐらいの予算化**が必要となります．

　院長は，税理士や社会保険労務士へも相談し，ヒト，モノ，カネ情報を総トータルで検討して，人の補充を決断します．

　当然，人は何よりも尊い財産です．**人なくして組織は成り立ちません．**

院長，方針表明をお願いします．

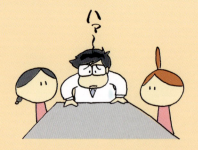

やはり1人
いりますネ

人の補充について
本当に必要なのか
現状を話し合う

2. チーム一丸となって人材受け入れの準備をする

　スタッフの誰かが退職した場合，必ず補充されるとは限りません．

　働く人の人口も減っています．募集してもすぐに来てくれる訳ではありませんので，人を雇うと決定した場合，新人が勤務するまでに行うべき流れ（p.57，人材受け入れ計画表）を知っておきましょう．

　計画書では，募集から入社するまでの期間，いつの段階で，誰が，いつからいつまでの間に，何をすべきかを視える化します．

人材受け入れ計画表

順序		プロジェクト名	担当者	4カ月前	3カ月前	2カ月前	1カ月前	入社月
●方針表明								
人員補充の必要性		増員を基本とするが，メンバーの退社表示の場合，正式手続きは，退職時のルール（p.28）に記載	院長・チーフ					
		現状認識と提案	チーフ・受付					
		現状での増員への必要性の把握……分析	チーフ					
		専門家への相談（資金・労務）	院長・税理士・社労士					
		執行部会議での方向性の一致	院長・チーフクラス執行部					
		院長方針表明	院長					
●体制整備								
①ミーティング 人員補充の全体周知と準備		ミーティング会議での周知	全員会議					
		プロジェクトリーダーの決定	全員会議					
		礼節の強化（電話対応等）	礼節担当者					
		人員補充条件の設置（職種・人数・勤務時間・望む人材）	院長・チーフクラス・プロジェクトリーダー					
		人員補充による損益分岐点の変化　全員へ周知	院長・税理士・チーフ					
		求人・見学・面接等各担当者の決定	チーフ・プロジェクトリーダー					
		全員でのマニュアルの総点検	プロジェクトリーダー					
②求人票 求人の準備と実施		求人手続き先の検討（ハローワーク・学校・求人会社・地元広報誌・雑誌等）	求人担当者					
		求人書類の取り寄せ	求人担当者					
		求人書類の書き込み	院長・チーフ・求人担当者・社労士					
		求人書類の提出	求人担当者					
		ホームページでの募集	ホームページ担当者					
③見学 見学の準備と実施		見学申し込み授受	見学担当者					
		履歴書等の受け取り	見学担当者					
		見学日の設定	見学担当者					
		見学日の連絡（文書が基本）	見学担当者					
		見学に関しての本人への連絡（日時・準備物の指示）	見学担当者					
		見学の実施（当日説明者）	見学担当者					
④面接・試験 面接・試験の準備と実施		面接・試験日時の設定	試験担当者・院長・チーフ					
		面接・試験日の連絡…準備物等…（文書が基本）	試験担当者					
		面接・試験での質問事項確認	試験担当者・院長・チーフ					
		面接・試験での記入用紙準備（歯科医院側）	試験担当者					
		筆記試験用紙の準備	試験担当者					
⑤選考・採用 選考・採用・通知		筆記試験と面接・試験による結果の集計	試験担当者					
		選考	院長・チーフ（執行部）					
		選考結果通知（採用・不採用通知）	試験担当者					
		内定意思確認	試験担当者					
⑥書類整備 事前連絡書類手続き		求人機関への求人中止の連絡	求人担当者					
		労働に関する書類整備（年金手帳・雇用保険被保険者証・源泉徴収票　等）	チーフ・社労士					
		契約に関する書類整備（履歴書・誓約書・身元保証書・住民票「本籍地除く」・資格証等）	チーフ・社労士					
		勤務に関する書類整備（給与振込同意書・勤務通路図・緊急連絡先）	チーフ・社労士					
		労働条件通知書での確認	院長・チーフ・社労士					
⑦準備 受け入れ準備		白衣・シューズ・名札・文具等の個人に支給するもの準備	担当者					
		ロッカー・事務用品の準備	担当者					
⑧初日〜 オリエンテーション		朝礼での紹介	院長・チーフ					
		オリエンテーション（メンバー・担当者紹介・歯科医院での基本ルール説明）	臨床実地指導者・チーフ					
		現状分析シートの入力	院長・新人・臨床実地指導者					
		現状分析シートから作成した育成プログラムの説明	臨床実地指導者・チーフ					

開始と終了を明確化する．　計画を橙色→で示す．　できれば青→で上書き．　できない場合赤→で上書き．　ずれてもできれば青→を足す．
ステップは色が付いた時期までをタイムリミットとする．　ここでいう執行部とは，院長・チーフ・サブチーフ・リーダー等を示す．

（社会保険労務士　松坂文則　デンタルタイアップ監修）

人材育成　②体制整備

雇うためには全員体制で臨む
担当を決め計画的に進める

1. ミーティングで確認！人員補充の全体周知と準備

　人の補充は，人材受け入れ計画表に合わせて進めます．
　ご縁があれば，求人票を提出した次の日には見学したいと連絡が入るかもしれません．したがって，現場の担当者に権限委譲をして，どんどん任せていくことが基本となります．
　1人入る段階で，システムを一度組んでマニュアルを作ってしまえば，その後は同じパターンで動けます．

1) 役割分担を明確にしておく

　p.57の人材受け入れ計画表に仮の担当者を記入していますが，ミーティング等の席で役割が決まれば，それぞれの方々は責任を持って行動してください．
　そう，ゆっくりの話ではありませんので，互いに報告，連絡，相談をしながら動き出しましょう．

2) 礼節の強化

　普段から使っている言葉が，乱れていないかをチェックしてみて下さい．
　ネガティブな言葉はポジティブに変換して，前向きな体制になっているかを確認し合いましょう．

3) マニュアルを点検しておこう

　全員で行うべきことは，マニュアルの総点検です．新人が入るとすぐに教育に入りますので，現状に合わせて内容を改正させていきます．定期的に改正しておくことも大切です．

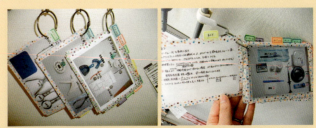

石川県河北郡　医療法人社団のぞみ歯科医院

マニュアルがなければ写真カードでもよい
新人が困らないように準備する

2. 結構大変！求人のための準備と実施

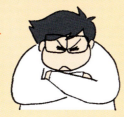
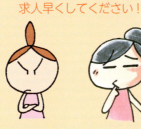
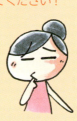

そう言われても…　　求人早くしてください！

求人を出すのはまずハローワークからです．無料で対応してくれます．

新卒の求人であれば学校に求人票を出します．しかし，各学校ごとに求人票が違うため大変手間のかかる仕事です．

1) 全員体制で動く

顔が見える求人が一番大事です．

卒業した学校に挨拶に行くことや，昔勤務していた人に声をかけることも忘れてはなりません．

スタッフの年賀状や暑中見舞いの中で，「とてもやりがいのある仕事で職場にお世話になっています．今，募集しているところなので一緒に働きませんか」と一筆入れているところもあります．

こんな時こそ全員で動きます．

人とのご縁が大切

2) タダで人は集まらない

求人方法		1回契約時	3カ月プラン	全力プラン 65万円/月 *すべての合計
ハローワーク		無料	無料	
求人Webサイト	・グッピー ・クオキャリア ・ジョブメドレー ・ハーモニック　等	・クリックポイント制　5〜25万* ・3カ月　48,000円 ・掲載料無料　採用時 18万〜 ・採用時に支払い，紹介手数料として年収（賞与・交通費を除く）の 15%（税別）		
業界誌	・デンタルハイジーン ・歯科衛生士 ・DH style　等	月刊誌 ・7.2万*　1/4ページ ・4万　1/8ページ		
新聞掲載		名刺サイズ ・2枠　縦6.7cm×横10.0cm	例：中国新聞　6万〜* エリアにより異なる 都市圏中央版にすると 90,000円	
求人雑誌	タウンワーク フロム　ア　ナビ はたらいく　等	例：タウンワーク ・1/6サイズ（92×76mm） 8万円〜/1W	・連載パックにすると →120,000円/2W（1週実質 60,000円） →160,000円/3W*（1週実質 53,333円）	
ホームページ作成		求人専用（設立費） 15万* ＋月額費用　4,900円*〜	委託した場合：月額費用のみ 現在のものを使用：無料	

なかなか人がいない時代です．

急な募集をかける場合には，ハローワークだけでは難しい状況になりがちです．

左図のように，全力で求人をかけたら65万円ほどかかりそうです．実のところ辞めない体制を作るほうが簡単なのかもしれません．

3) ホームページは必ず見る

今の時代，患者さんのためにホームページがあると思ったら大まちがい！！　ハローワークや求人サイトで募集していると知った人たちは，必ずホームページを見ています．

したがって，「ホームページはありません」はもったいないです．

見るポイントは，スタッフの働きやすさです．

ホームページで就職を考えるポイント
①集合写真がある
②スタッフからのコメントがある
③清潔感がある
④笑顔である（無理していない）

とても大切

3. 見直そう！見学受け入れの準備と実施

　見学の受け入れは，勤務してくださる可能性がある方との最初の接触です．
　医院側が人を評価するのと同じく，来てくださる方も電話や受付での対応を通じて医院の雰囲気を感じとっています．
　したがって，見学担当者も時間をとって丁寧に対応することが大切です．
　歯科医院の5S（整理，整頓，清掃，清潔，躾）が，なされているかも重要なポイントになります．
　初心に戻って，今一度自分達の環境を整えておきましょう．

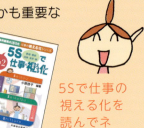
5Sで仕事の視える化を読んでネ

1）できていますか組織の基本「5S活動」

5S（整理・整頓・清掃・清潔・躾）
本当の意味
整理とは…いらないものを処分する
整頓とは…ほしいものがいつでも誰でも瞬時に取り出せる
清掃とは…点検しながら綺麗にする
清潔とは…消毒・滅菌……整理整頓清掃の維持
躾とは…それぞれが尊重し，感謝し合う体制
単純化・効率化……プロ意識の向上

　5Sは誰にでもできそうな普通のことですが，組織として考えると簡単にはできません．
　整ったスガスガしい空間の中で生活することが**人としての安心**です．
　見学者が来られても，ここに就職したいと思っていただけるように，それぞれの担当部署の5Sレベルをチェックしましょう．

2）各部署で再確認

●受　付

　受付は歯科医院の顔です．受付スタッフは，さわやかな笑顔で患者さんをお迎えします．また，歯科医院全体の様子を把握して，スムーズな診療が行えるようにするための司令塔でもあります．お金や事務の処理，カルテ等の管理など，患者さんの大切な個人情報をお預かりしているのですから，正確さが求められます．
　不必要なモノは置かずに，すっきりとした環境を作りましょう．机の上や足元にいろいろなモノが雑然と置かれている環境では，大切なカルテが紛れても気付かないかもしれません．文具や販売物品など，思った以上に小さなモノの管理は難しいです．適切な作業域（水平面，垂直面）や作業しやすい動線に心がけましょう．
　また，受付から診療室の動きを把握することが求められます．どの患者さんがどのユニットで誰が治療を行っているのかなど，一瞬でわかる仕組みを作ります．

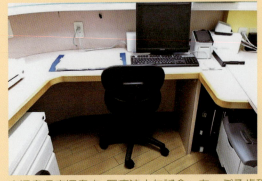
鹿児島県鹿児島市 医療法人仁誠会　あっぷる歯科医院

①座って仕事ができますか	
②電話が左に設置されていますか	
③付箋があちこちに貼ってありませんか	
④診察券，保険証を置く場所が決まっていますか	
⑤カルテが番号順に並んでいますか	
⑥どのユニットで誰が担当しているかわかりますか	

●消毒室

　一般社会においての清潔とは，整理・整頓・清掃が維持できていることを言います．しかし，医療では，消毒・滅菌がルールに則ってできているかが問題となります．

　安心・安全な医療の提供には，消毒室の在り方が大きく関わってきます．停滞しない流れや不足しない物品，なくすことない小器具，乾燥した環境，事故の起こらない体制が求められています．また，協力して消毒を進める体制にするためには，全員が同じルールに従う必要があります．

　医療を見えない所で支えているのが，消毒室であるといってもいいでしょう．

　安全で効率的かつ確実に，消毒や滅菌する機械の導入も検討していきましょう．

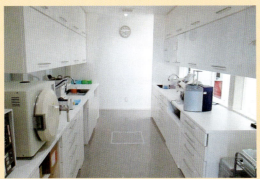

石川県河北郡　医療法人社団　のぞみ歯科医院

①全員が同じルールで消毒・滅菌していますか	
②小器具の管理を工夫していますか	
③バックヤードの1日の流れを把握していますか	
④流れを考えた配置になっていますか	
⑤標準予防策（スタンダードプリコーション）に則った処理ができていますか	
⑥患者さんごとに滅菌したタービンやコントラの準備ができますか	

●歯科技工室

　机の上や床に，石膏や印象材の粉が落ちていたり，固まったままで放置されていませんか．環境を整えるには「必要以上に使わない」，「使い終えたらすぐに片づける」が基本です．

　また，模型や技工物の管理にも工夫が必要です．石膏と模型を片付ける習慣がついていないと，次第に山積みになっていき，そのうちにどこに誰の模型があるのかわからない状態になってしまいます．どの基準で捨てるのかを決めておくことが必須です．

　歯科医院は，技工士（技工所）との連携も必要です．技工所や作製する物によって，かかる日数が異なります．発注や納品の仕方を工夫することで，新人でも理解でき，動きやすい仕組みにすることが可能となります．

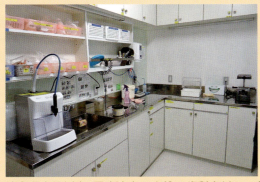

徳島県吉野川市　医療法人　きりの歯科クリニック

①石膏や印象材で汚れたままになっていませんか	
②院内技工物と院外技工物が混乱していませんか	
③技工物がセット日に間に合わないことがありませんか	
④技工所に出すモノが揃っていますか	
⑤技工物作製の日程を理解していますか	
⑥発注と納品が技工所ごとに管理できていますか	

●診療室

　診療室では，何より医療事故が起こらない環境が求められます．無駄な動きがあると医療の流れを止めてしまい，医療の質を下げてしまいます．予定通りに診療が進められるように次のことを心掛けましょう．

　まず，診療室を整理しましょう．壊れていないという理由だけで捨てられない高価なモノが置いてありませんか．使わないのなら思い切って廃棄しましょう．

　また，診療器具や器材を分類して整理することで，すぐに必要なモノが取り出せるようにしましょう．出したモノは，常に定位置に戻すように心がけることで，時間やコストを抑えることができます．こうした日常の積み重ねが，診療にも大きな影響を及ぼします．

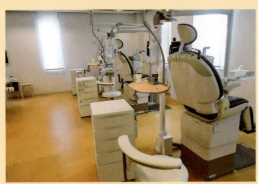

香川県坂出市　みどりの歯科医院

①瞬時にカルテ内の情報を取り出せますか	
②動線が最短になっていますか	
③キャビネットの中が統一されていますか	
④落ち着いた環境で患者さんと話をしていますか	
⑤治療計画予定表がありますか	
⑥診療が時間通りに進んでいますか	
⑦前日に翌日自分がすべきことの打ち合わせ，確認ができていますか	

●スタッフルーム

　スタッフのチーム力はスタッフルームで決まります．スムーズな診療は，普段の会話などから培われます．

　組織には情報を共有する時間が必要です．大切な情報を全員で共有するためにスタッフルームを有効に活用することが大切です．個人の想いを組織の考え方としてまとめたり，成長を語り合ったりすることで，明るい未来を描くことができるようになります．

　スタッフルームは，着替える，食事をする，休憩をするなど，全員で共有する空間です．

　ロッカーを装飾するなど私物化したり，個人の物が置いてあったりすると空間が乱れます．

　チームの姿勢は，スタッフルームに現われていると言ってもいいでしょう．

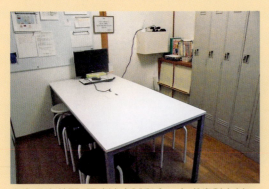

広島県安芸郡　医療法人誠和会　クボ歯科クリニック

①個人の物がロッカーに収めてありますか	
②会議室としての利用ができますか	
③組織の情報がホワイトボードに集約されていますか	
④共有する情報を固定した位置で伝えていますか	

4. 人生を決める面接と試験―準備と実施

いよいよ面接と試験までたどり着きました．面接は，院長だけでなくチーフクラスの管理者や，現場の担当者などが同席することもあります（1～2名で十分です）．
歯科医院側が失礼な対応とならないように意識統一しておきましょう．

1) 面接時の心構え

①	面接担当者の自己紹介
②	応募者には苗字で話しかける
③	応募者の話には共感を持って対応する
④	話しやすい環境をつくる
⑤	答えやすい質問を設定する
⑥	給与や残業のように質問しにくいことは医院側から説明する
⑦	不採用と判断しても，最後まで丁寧に対応する
⑧	最後に「面接は以上です．ありがとうございました」とお礼をいう

2) 一般的な質問例

①	自己紹介をお願いします
②	当医院に来て頂いた理由を教えてください
③	この職種はどうして選ばれたのですか
④	前の職場を退職した理由は何ですか
⑤	長所，短所を教えてください．etc

質問はあらかじめ用意しておくほうが，スムーズに進みます．

3) 面接時にしてはいけない質問例

①	本籍，出生地に関する質問
②	家族状況に関すること（職業，続柄，収入，資産）
③	住居環境に関すること（住宅の種類，間取り）
④	思想に関すること（信仰，労働組合，政党）
⑤	セクハラにつながること（恋人，子供がほしいか）

採用選考については厚生労働省ホームページより採用選考自主点検資料―公正な採用選考を行うために―を参考にしてみましょう．

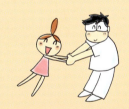

互いに理解し合いましょう

第一印象も大切
目が合う，笑顔が出る，挨拶ができることが最も重要！

4) 筆記試験は何をするの？

筆記試験は必ずするものではありません．
行う場合には，日常業務に支障がない範囲での算数，漢字，日本語の使い方（丁寧語，尊敬語，謙譲語）などを行う場合が多いようです．

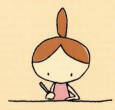

5. ご縁をつなぐ！選考と採用・通知

面接・筆記試験の結果は，責任者により選考され，採用に関する書類を担当者が作成します．

応募者の立場ならば，1日でも早く結果は知りたいものです．1週間以内に郵送で送付しましょう．面接試験の際にその旨伝えておくとよいでしょう．

不採用の場合にも，なんらかの形でお付き合いする可能性がありますので，丁寧で礼儀正しい対応が望まれます．

◎採用例

```
                                          ●●年○月○日
▲▲ ■■ 様
                                          〒730-00
                                          ○○市○区
                                          ○○歯科クリニック
                                          院長 ■■ ▲▲

              採用結果に関するお知らせ

拝啓　ますますのご清栄のこととお喜び申し上げます．
先日はお忙しい中，面接にお越しいただき，誠にありがとうございました．

さて，厳選なる選考の結果，ぜひお力添えをいただきたく，採用と決定致しましたので，
ご報告申し上げます．
今後の日程等につきましては，後日改めてご連絡を差し上げます．

ご不明な点がございましたら，○○クリニック　電話番号（00-012-○○）まで，お問
い合わせ下さい．

                                                以上
```

◎不採用例

```
                                          ●●年○月○日
▲▲ ■■ 様
                                          〒730-00
                                          ○○市○区
                                          ○○歯科クリニック
                                          院長 ■■ ▲▲

              採用結果に関するお知らせ

拝啓　ますますのご清祥のこととお喜び申し上げます．
先日はお忙しい中，面接にお越しいただき，誠にありがとうございました．
さて，慎重なる選考を重ねましたところ，誠に不本意ながら今回はご期待に添えない結
果となりました．
あしからずご了承下さいますようお願い申し上げます．

多数の企業の中から当院を選び，ご応募頂きましたことを深謝いたします．
なお，履歴書をご返送いたしますので，ご確認下さいませ．
今後ますますのご活躍をお祈り申し上げます．

                                                以上
```

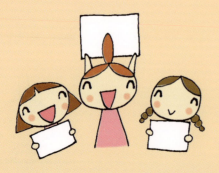

6. 一度来てもらおう！事前連絡・書類の手続き

やっとご縁がつながりました．求人を出していた機関に取り消しの連絡を入れます．採用が決まれば，一度来て頂き事前準備をして頂きましょう．

働くという環境や条件は，口約束ではなくいろいろな書類を通して，確認しながら進めます．初出勤までに整えましょう．

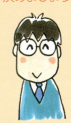

社労士さんと相談しながら決めましょう

1) 採用予定者が来られたときに準備して頂く書類

◎労働に関する書類

・年金手帳	社会保険に加入する場合に必要．配偶者を扶養する場合はその分も必要
・雇用保険被保険者証	以前に加入していた場合に必要
・源泉徴収票	前職がある場合に提出．年末調整に必要
・健康保険被扶養者届	社会保険に加入する場合，扶養家族がいる時必要
・給与所得者の扶養控除等申告者	給与計算にあたり源泉所得税額算出のため必要

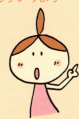

これは必ずいります

◎勤務に関する書類

・給与振込同意書	給与の振込口座
・勤務通路図	通勤途上での労災対応，交通費の算出
・緊急連絡先	本人に何かあったときに連絡できる所

◎契約に関する書類

※履歴書	※健康診断書
※誓約書	・卒業・資格証明書
※身元保証書	・住民票（本籍地除く）

歯科医院によって違います

2) 確認し合う労働条件

◎労働条件通知書を渡す（雇用契約）

「この条件でお願いします」と正式な文書によって示します．求人票に書かれてあったのは情報に幅がありましたが，少し具体的になっています（詳細はp.14）．

がんばります

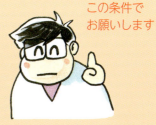
この条件でお願いします

労働条件の明示は労働基準法第15条によるものです．

3) 初出勤までに調べておくこと

・白衣，ナースシューズのサイズ

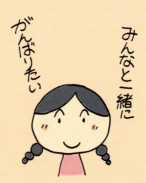
がんばりたい　みんなと一緒に

7. 初日から働けるように！受け入れ準備―臨床実地指導者の活躍

いよいよ新しいスタッフが出勤してくださる日付が決まりました．初日からの混乱がないように，どんどん準備を整えましょう．

1) 担当者を再確認しておこう

チーフ
全体をまとめる役

臨床実地指導者
新人教育をコーディネートする役割

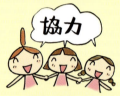
担当者
（プリセプター）
それぞれの担当部署の指導係

メンター
癒しの相談係
（優しいポジション）

2) 必要物品を発注しよう

白衣，ナースシューズ，名札，文具etc.
ロッカーの確保，下駄箱

3) マニュアルを整える

マニュアルの総点検は終わっていますか．このマニュアルに沿って教育することになります．
マニュアルの目次は，現状分析シート（p.70～73）を作成するときに必要となりますので，整えておきましょう．

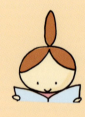
私はコーディネートする係なのネ

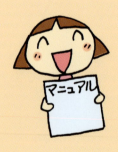

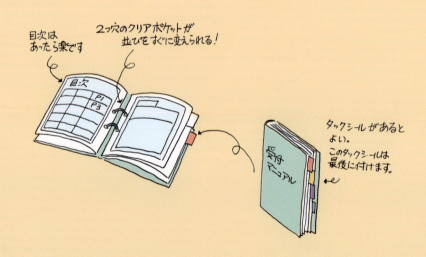

8. 今日から頑張ろう！まずオリエンテーション

いよいよ初日を迎えました．
朝礼での紹介が終わったら，オリエンテーションを行いましょう．

1) オリエンテーションの時間をとろう

　オリエンテーションは，新人が新しい環境の中で順応できるように，組織の仕組みやルール，仕事の進め方について説明することです．
　臨床実地指導者の指示に従って，各担当者から説明していきます．

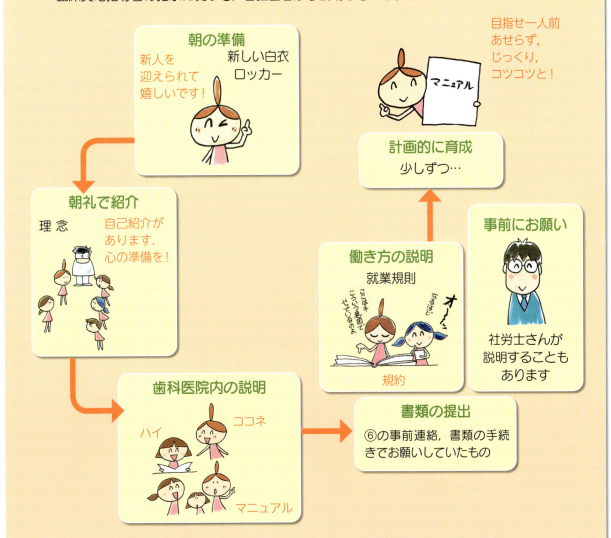

何から教えるべきか決めるための情報収集

●**現状分析シート**の入力ができるように準備をする（詳細p.70〜73）
　歯科医院の状況に合わせて，組織として求めるものは変化します．
　また，新人も今までの経験，興味を持っている分野，専門性によって提供できる範囲やスピードが違います．復職者ならなおさらです．
　したがって，何から教えていくのが一番効果が上がり，互いの満足感が上がるのか．教える業務を数値化しておくといいでしょう．これが現状分析シートの書き込みです．新人教育に影響を及ぼすキーパーソンにも手書きでいいので記入してもらっておきましょう（例：院長，チーフ，新人本人）．

2) オリエンテーションで説明しよう

◎社会人として，自覚して働こう！！

①出 社	・白衣では出社しない ・チャラい服装はしない ・明るく挨拶する ・仕事が始まる10分前には体制を整える ・スタッフルームでたむろしない ・スタッフルームから出て，タイムカードを押す ・遅刻しそうになったら，必ず電話を入れる
②退 社	・片付けはスムーズに行う ・仕事途中のものは，報告を行い指示を受ける ・タイムカードを押してから着替える ・いつまでも，たむろしない ・挨拶をして帰る
③遅刻・早退	・あらかじめわかっている場合は，上司の許可を得て書式に基づいた届を出す ・頼まないといけないことは事前にお願いする ・急病などは，早めに連絡する ・遅刻の場合は，まず連絡…理由・所在地・職場に着けそうな時間
④残業・休日出勤	・時間内に終わることが基本 ・上司の許可なしには，残業はできない ・残業や休日出勤は，理由なしに断ることは避ける
⑤休憩時間	・午後からの診療をスムーズに取り組むための時間と考える ・プライベートとして勝手なことをしても良いというわけではない ・服務規程が基本である ・休憩時間に白衣で外に出ない
⑥休 暇	・有給休暇は，他のメンバーに迷惑にならないように配慮する ・忙しい時期の有給休暇はできるだけ避ける ・休む日は，あらかじめ周囲の人に状況を伝える ・頼まないといけないことは事前にお願いする ・休暇前の退社時，休暇後の出社時すぐに，お詫びとお礼の挨拶をする．朝礼の時にも，挨拶をする
⑦公私のけじめ	・歯科医院で使っているものは，歯科医院から貸与されているものだと考える 　…白衣，ペン，封筒，本 ・電話・ファックス・コピー機も，休憩時間であっても私用で使うことは慎む

◎職場での躾

　ベテランが正しいとは限りません．
　スタッフの人たちが正しい日本語（丁寧語，尊敬語，謙譲語）を話さなければ，また，ネガティブなことばかりを語り伝えているならば，新人は職場を安全な場所と認めずに早々に辞めてしまいます．
　不安定な職場は「あなたの言動」に原因があるのかもしれません．職場での躾は，いつでも，誰でも，どこにおいても，継続して意識して行う必要があります．
　先輩，上司であるあなたがまず問われます．

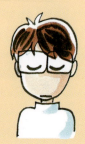

イロイロ反省しながら成長するのヨ

◎「言わなくても常識でしょう」はあり得ない

　文部科学省が後援しているビジネス能力検定があります．
　日本能率協会マネジメントセンターからテキストが出ているので，3級公式テキストを職場に1冊置かれることをお勧めしています．
　現在の専門学校生をはじめとして，社会人，大学生，短大生などが学ぶ常識がそこにはあります．新人教育の担当者になったらならば一度目を通してみてください．
　あなた自身が忘れていた仕事のルールを再認識することができます．

◎やってみよう，身だしなみチェック

チェックしてみてネ

		業務開始前のチェック項目	チェック欄
身体の清潔	1	職場に出る前には必ず鏡を見て，チェックする習慣がついている．	
	2	毎日入浴し，いつも清潔であるよう心がけている．	
服装	3	白衣は常に清潔に保たれている． （NG：しみ，よごれ，シワが目立つ）	
	4	ほころび，ボタンの取れ等はない．	
	5	ボタンをきちんと留めている．	
	6	名札は所定の位置に付けられている．	
	7	胸ポケットに2本以上ペンを挿していない． （挿している場合はシンプルなものであること）	
頭髪	8	頭髪は常に清潔にし，フケやカユミ，寝癖がないように注意している．	
	9	不自然な色に染めていない．日本ヘアカラー協会の基準LEVEL 8以下．	
	10	前髪やサイドの髪はスッキリまとめている．	
	11	肩より長い髪は，名札を隠さないように後ろでスッキリまとめている．	
	12	髪留めは，黒・茶・紺のシンプルなものを使用している．	
手	13	常に清潔に保たれている．	
	14	爪は短く均一に切られている．（手のひらから見えない程度）	
	15	マニキュアをつけない．	
靴	16	良く手入れされている．	
	17	事故が起きないような，先端が隠れたプレーンな靴である．	
ストッキング	18	ナチュラルカラーのストッキングをはいており，デンセン，タルミはない． （NG：カラーストッキング，柄タイツ，網タイツ，なま脚，ルーズソックス）	
顔	19	鼻毛・産毛は処理されている．	
	20	歯は毎食後磨いている．	
	21	ニンニクなどの臭気の強いものは他人に不快を与えない程度に控えている．	
	22	ニキビ・吹き出物は治療に努めている．	
	23	白衣に合う，明るく健康的なメイクをしている． （NG：ノーメイク，不健康そうに見えるメイク，つけまつげ，ラメの強いアイシャドー，黒いフチの上下の強いアイライン，マスカラがダマになっている）	
その他	24	アクセサリーはすべて外している．	
	25	眼鏡は常に手入れされている．	
	26	香水・オーデコロン等，香りの強いものは使用していない．	

人材育成　③現状分析

やるべきことを視える化する
組織と新人の状況を**現状分析シート**で確認しよう

やっと新人が入ってくれました．

当分は，今いるスタッフは新人育成のために労力を必要とし，新人にも新しい環境に慣れながら学んでいくことでのストレスがかかっています．

新人ができることを少しずつ増やし，安心して働ける体制にする必要があります．

求めることに対応できるための時期と内容のマッチングを行いましょう．現状分析シートを使って育成計画を立てていきます．

1. 求めるものは人によって違う

新人が入った時に，何から教えれば良いのでしょうか．

歯科医師ならば「自分についてくれる診療補助が早くできるようになってほしい」と思うでしょうし，他のメンバーからは「予防や管理を」また「消毒を取り急ぎやってほしい」「電話くらいならばとってほしい」等，逐一意見を聞けばきりがないですし，誰かの希望を優先すると，他のメンバーからは「私の担当部分はいつまでたってもできない」という声が聞こえてしまいます．

したがって，新人に何を求め何からできるようになるかは，組織として認識しておく必要があります．

2. 業務を一度書き出してみる

歯科医院で行っている業務は，いったいどれくらいあるのでしょうか．

小さなものを書き出したらきりがありませんが，歯科医院にマニュアルがあるならばその目次項目が今のところ把握できている業務全体です（マニュアルの作り方は，「歯科医院の活性化，仕事の視える化シリーズPart1　マニュアル作りで仕事を視える化」（2010年，医歯薬出版）をご覧ください）．

マニュアル項目例をp.71に示しました．歯科医院にマニュアルがある場合は，自院のものをお使いください．

どの業務も非常に尊く重要です．教えなくてもできるものなどありません．

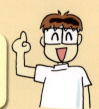

マニュアル項目を見ただけで，「皆さんに，これだけ助けていただいているのだと思い頭が下がります」と言われる院長先生がいらっしゃいます．

皆さん，本当にありがとう！

現状分析シート

デンタルタイアップホームページのトップページからダウンロードできます．

歯科医院で行っている業務一覧例（マニュアル目次項目）

現状分析シート　　職種（　　　）　名前（　　　）

No.		大項目	中項目	本人 重要度	本人 簡易度	本人 計	院長・Dr 重要度	院長・Dr 簡易度	院長・Dr 計	臨床実践指導者 重要度	臨床実践指導者 簡易度	臨床実践指導者 計	総合計
1	A	歯科衛生士としての自覚と責任ある行動	挨拶・患者誘導			0			0			0	0
2	A	歯科衛生士としての自覚と責任ある行動	身だしなみ			0			0			0	0
3	A	歯科衛生士としての自覚と責任ある行動	基本的な言葉づかい			0			0			0	0
4	B	患者の理解と患者・家族と良好な人間関係の確立	問診表見方・取り方			0			0			0	0
5	B	患者の理解と患者・家族と良好な人間関係の確立	初診カウンセリング			0			0			0	0
6	B	患者の理解と患者・家族と良好な人間関係の確立	セカンドカウンセリング			0			0			0	0
7	B	患者の理解と患者・家族と良好な人間関係の確立	補綴カウンセリング			0			0			0	0
8	B	患者の理解と患者・家族と良好な人間関係の確立	メインテナンスカウンセリング			0			0			0	0
9	C	就職する組織・地域における役割・心構えの理解と適切な行動	歯科医院の理念、組織・メンバーの役割の理解			0			0			0	0
10	C	就職する組織・地域における役割・心構えの理解と適切な行動	スタッフとのコミュニケーション			0			0			0	0
11	C	就職する組織・地域における役割・心構えの理解と適切な行動	院長、歯科医師とのコミュニケーション			0			0			0	0
12	C	就職する組織・地域における役割・心構えの理解と適切な行動	外部への啓発活動			0			0			0	0
13	D	生涯にわたる主体的な自己学習の継続	OJT、Off-JT、自己研鑽			0			0			0	0
14	E	口腔衛生管理技術	パノラマ・デンタルの読影			0			0			0	0
15	E	口腔衛生管理技術	口腔内写真撮影			0			0			0	0
16	E	口腔衛生管理技術	治療計画の立案（ケアプロセスを含む）			0			0			0	0
17	E	口腔衛生管理技術	治療予定表の記載			0			0			0	0
18	E	口腔衛生管理技術	ブラッシング指導			0			0			0	0
19	E	口腔衛生管理技術	PTC、デブライドメント、口腔粘膜・舌の清掃等			0			0			0	0
20	E	口腔衛生管理技術	スケーリング			0			0			0	0
21	E	口腔衛生管理技術	音波歯ブラシ			0			0			0	0
22	E	口腔衛生管理技術	禁煙支援・食習慣（食生活）指導・服薬確認			0			0			0	0
23	F	口腔機能管理技術（発達支援を含む）	MFT・口腔機能向上訓練			0			0			0	0
24	F	口腔機能管理技術（発達支援を含む）	摂食嚥下（リハビリテーション）			0			0			0	0
25	F	口腔機能管理技術（発達支援を含む）	口腔咽頭吸引			0			0			0	0
26	G	齲蝕予防技術	サホライド塗布			0			0			0	0
27	G	齲蝕予防技術	予防填塞（シーラント処置）			0			0			0	0
28	G	齲蝕予防技術	フッ化物の理解と説明、応用			0			0			0	0
29	G	齲蝕予防技術	バイオフィルムの理解と説明			0			0			0	0
30	H	歯周疾患予防・重症化予防技術	歯周組織検査（基本・精密）、プロービング、エキスプローリング			0			0			0	0
31	H	歯周疾患予防・重症化予防技術	スケーリング・ルートプレーニング			0			0			0	0
32	H	歯周疾患予防・重症化予防技術	SPTの理解と導入			0			0			0	0
33	H	歯周疾患予防・重症化予防技術	知覚過敏処置			0			0			0	0
34	H	歯周疾患予防・重症化予防技術	マウスピースの印象、調整、セット			0			0			0	0
35	I	診療補助の技術	一般治療基本セット一式			0			0			0	0
36		1 保存修復（準備・診療補助）	歯髄保存			0			0			0	0
37		1 保存修復（準備・診療補助）	コンポジットレジン修復			0			0			0	0
38		1 保存修復（準備・診療補助）	メタルインレー修復　形成・印象			0			0			0	0
39		1 保存修復（準備・診療補助）	メタルインレー装着			0			0			0	0
40		2 歯周治療（準備・診療補助）	歯周外科手術、Fop			0			0			0	0
41		3 歯内療法（準備・診療補助）	根管治療			0			0			0	0
42		3 歯内療法（準備・診療補助）	根管充填			0			0			0	0
43		4 歯科補綴療法（準備・診療補助）	コア形成・印象			0			0			0	0
44		4 歯科補綴療法（準備・診療補助）	クラウン修復、形成・印象			0			0			0	0
45		4 歯科補綴療法（準備・診療補助）	クラウン装着			0			0			0	0
46		4 歯科補綴療法（準備・診療補助）	前装冠はクラウンに準ずる			0			0			0	0
47		4 歯科補綴療法（準備・診療補助）	全部床義歯　概形印象・個人トレー印象			0			0			0	0
48		4 歯科補綴療法（準備・診療補助）	精密印象			0			0			0	0
49		4 歯科補綴療法（準備・診療補助）	咬合採得			0			0			0	0
50		4 歯科補綴療法（準備・診療補助）	試適			0			0			0	0
51		4 歯科補綴療法（準備・診療補助）	セット			0			0			0	0
52		4 歯科補綴療法（準備・診療補助）	部分床義歯は全部床義歯に準ずる			0			0			0	0
53		4 歯科補綴療法（準備・診療補助）	技工指示書の書き方・技工所への依頼			0			0			0	0
54		4 歯科補綴療法（準備・診療補助）	石膏の流し方			0			0			0	0
55		4 歯科補綴療法（準備・診療補助）	模型の管理			0			0			0	0
56		5 口腔外科（準備・診療補助）	抜歯			0			0			0	0
57		5 口腔外科（準備・診療補助）	難抜歯			0			0			0	0
58		5 口腔外科（準備・診療補助）	移植			0			0			0	0
59		6 その他（準備・診療補助）	インプラント（術前準備）			0			0			0	0
60		6 その他（準備・診療補助）	インプラント（術式）			0			0			0	0
61		6 その他（準備・診療補助）	インプラント（術後注意と片づけ）			0			0			0	0
62		6 その他（準備・診療補助）	インプラントのメインテナンス			0			0			0	0
63		6 その他（準備・診療補助）	歯科矯正治療			0			0			0	0
64		6 その他（準備・診療補助）	ホワイトニング			0			0			0	0
65		6 その他（準備・診療補助）	小児トレーニング			0			0			0	0
66	J	訪問関係	事前に準備する事　a書類　b物品			0			0			0	0
67	J	訪問関係	訪問当日の流れ			0			0			0	0
68	J	訪問関係	問い合わせ先の確認			0			0			0	0
69	J	訪問関係	訪問後の手順			0			0			0	0
70	J	訪問関係	高齢者の特性と健康状態の把握			0			0			0	0
71	J	訪問関係	栄養管理			0			0			0	0
72	J	訪問関係	発音（構音）と諸器官・組織			0			0			0	0
73	J	訪問関係	唾液分泌と評価			0			0			0	0
74	J	訪問関係	全身状態の把握と対応			0			0			0	0
75	J	訪問関係	医療と介護の連携と終末期への対応			0			0			0	0
76	K	特別な配慮を要する患者等に対する技術	障害児、要介護者、在宅患者			0			0			0	0
77	L	全身管理と周術期等の口腔管理	周術期・維持期等の口腔機能管理			0			0			0	0
78	L	全身管理と周術期等の口腔管理	がん歯科支持療法（口腔有害事象の予防・軽減）			0			0			0	0
79	L	全身管理と周術期等の口腔管理	回復期・維持期等の口腔機能管理			0			0			0	0
80	M	生体機能管理技術	バイタルサイン、パルスオキシメーター、心電図等の解釈			0			0			0	0
81	N	救命救急・処置技術	意識レベルの把握・気道の確保・人口呼吸・閉鎖式心臓マッサージ・応援要請			0			0			0	0
82	O	医療法による安全管理	ヒヤリハットの抽出、改善対策、事故対応			0			0			0	0
83	O	医療法による安全管理	消毒の流れ（標準予防策の実施）、流れ図の作成、手順書の確認、チェックリストの作成			0			0			0	0
84	O	医療法による安全管理	必要な防御用具（手袋、ゴーグル、ガウン等）の選択			0			0			0	0
85	O	医療法による安全管理	医療廃棄物・産業廃棄物の処理（マニュフェスト）			0			0			0	0
86	O	医療法による安全管理	新しい薬剤の勉強会、保管方法、書類の保存5年			0			0			0	0
87	O	医療法による安全管理	診療室内の器材の所在場所			0			0			0	0
88	O	医療法による安全管理	受付：鍵つき引き出し内の院内処方箋			0			0			0	0
89	O	医療法による安全管理	新しい機器の勉強会、保管方法、書類の保存5年			0			0			0	0
90	O	医療法による安全管理	診療室・コンプレッサー・空調・技工室の機械の理解、管理とメンテナンス			0			0			0	0
91	P	環境整備	診療室、消毒室、技工室、スタッフルーム、受付、待合室、トイレ、カウンター内・ユニット周り			0			0			0	0
92	P	環境整備	診療室・コンプレッサー・空調・待合室・トイレ・洗面台・カウンター内・ユニット周り			0			0			0	0
93	P	環境整備	患者管理（データ管理）			0			0			0	0
94	P	環境整備	カルテ記入			0			0			0	0
95	P	環境整備	保険点数の理解			0			0			0	0
96	P	環境整備	HP関係確認事項			0			0			0	0
97	P	環境整備	ブログ更新			0			0			0	0
98	P	環境整備	朝の準備			0			0			0	0
99	P	環境整備	予約の取り方			0			0			0	0
100	P	環境整備	電話対応			0			0			0	0
101	P	環境整備	昼の片づけ			0			0			0	0
102	P	環境整備	帰りの片づけ(集計を含む)			0			0			0	0
103	P	環境整備	急患への対応（アポイントのルール）			0			0			0	0
104	Q	災害・防災管理	災害発生時（地震・火災・水害・停電　等）での初期行動と対応			0			0			0	0
105	R	物品管理・コスト管理	在庫管理・コスト意識			0			0			0	0

3. 業務に重みづけをしてみる

マニュアルの目次項目を使って重みづけ作業を行いましょう．エクセルを使うと自動計算することができます．

1) 重みづけするメンバーを決める

基本は新人と臨床実地指導者の2人で行います．

しかし，特に早い段階から教えてほしいと現場からの声が強い場合には，その作業メンバーに入っていただくことがあります．

基本メンバー 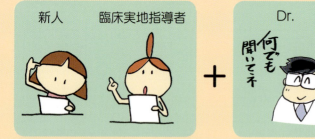 特に求める声が強く出ているとき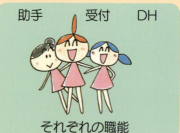

2) 重みづけを行う

マニュアルの目次項目に重みづけをしていきます．参加したメンバーがそれぞれに点数化していきます．重みづけは2つの判断により行います．**重要度**と**簡易度**です．

この重みづけの項目は，現状に合わせて**コスト**や**早急度**等の項目を付け加える場合もあります．

重要度はその仕事をどれだけ大切に考えているかという**思い**です．

なによりも重要と考える	3
常識として重要と考える	2
重要かもしれないがそれほどとは感じない・わからない	1

× エクセルの自動計算でかけ合わせます

簡易度とは，その仕事をどれだけ行うことができるかという**行動**です．

簡単に行える	3
やろうと思えばできる	2
難しい・わからない	1

3) エクセルシートに入力していく―臨床実地指導者担当

臨床実地指導者はエクセルシートにそれぞれの点数を入力していきます．

重要で簡単にできるものが高い点です

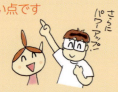

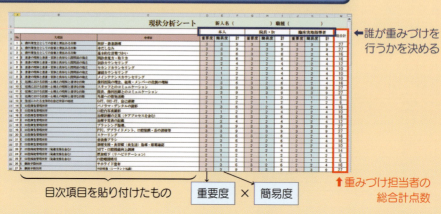

4. やるべきことの順番に並び替える

重みづけするメンバーから出されたそれぞれの重要度と簡易度の点数は，それを総合計することで組織としての考え方を表わしました．

今度は，その総合計の高い順番に歯科医院の業務一覧を並び替えていきます．

これで，教える順番が決まります．

1) 業務ごとの点数の確認

右欄は，その業務の重要度と簡易度の総和です．自動計算で行われているか見てみてください．
・4段目の1の左端から業務一覧の右下まで，範囲指定します．
・タブのデータを選択し，並び替えをクリック．

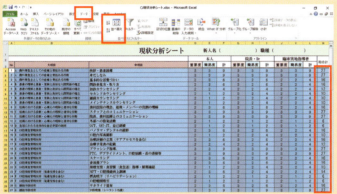

この点数に合わせて全体を並び替えます ↑

2) 並びかえの手順

・最優先されるキーは総合計の列で，順序は降順にしてOKを押す．

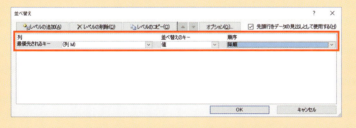

一口メモ

どれだけ重要なことであっても，技術を修得するのに大変な時間と労力がかかるものならば，新人には負担がかかりすぎます．

重要であるけれども簡易なことを多くできるようにして，「上達したネ」「がんばったネ」と毎日ポジティブな言葉をかけているほうが，満足度高く成長できます．

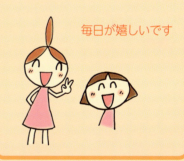

毎日が嬉しいです

3) 総合計の高い順に並んでいるかを確認する

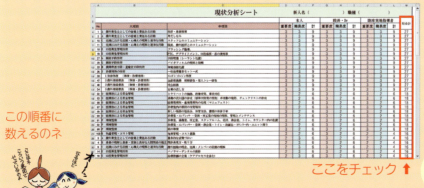

この順番に数えるのネ

ここをチェック ↑

全てのスタッフが納得ダワ

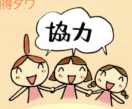

これで私たちの業務に対する思いが数値化され見えるようになりました．

人材育成　④目標設定

どこまでやれば合格なのか
新人は広く浅く理解するのが基本

こんな会話がなされていませんか．

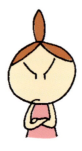
先生，新人はいつまでたってもできません．やる気がないんです．能力がないんです．辞めてもらってもいいんじゃないですか．

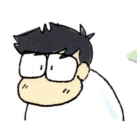
新人にあなたと同じくらいできるようになってほしいなんて思ってないよ…
だってあなたは10年選手でしょ．新人があなたと同じことができるには10年かかるんじゃないの？

1. 育成の期間の目安を持つ

　気付かれましたか？　新人にあなたと同じことをさせようと思っても難しいことなのです．
　まず，受付，助手なら3カ月，歯科衛生士で担当制に耐えられる状態まで成長を支えようと思えば6カ月．目標とする育成期間を設けましょう．

2. 合格ラインは明確にする

　どこまでできるようになったら合格なのかはマニュアルに記入しておきます．
　日々の診療の中で求められるものはどんどんレベルが上がります．しかし，新人はまずは広く浅くを知り，全体像をつかむことが必要です．
　さらなる技術や知識，意欲の向上は，それが終わってからでも遅くありません．
　継続したトレーニングはベテランにおいても必要です．

詳細は本を読んでネ

◎器材取扱いマニュアル

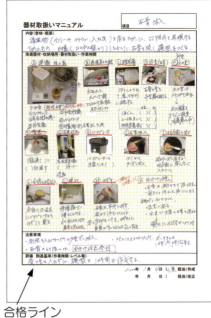

合格ライン

3. マニュアルがない場合の対応

　歯科医院にマニュアルがない場合には，新人にマニュアルシートを書いてもらいましょう．
　担当者が説明し，メモの代わりに書いてもらいます．写真やポイントは担当者も協力して，チームとして学習しながらマニュアルを作ります．
　マニュアルは生きた学習書です．日々変わる可能性があるので，すでに内容が変わっている場合には新人であろうとも，改正する必要があります．

人材育成　⑤計画策定

新人教育を視える化する
育成プログラムを立ててみよう

新人の教育を計画的に行うために，育成プログラムを立ててみましょう．
もしもこれがオリエンテーションまでにできていれば，初日からこの説明が新人にできます．

1. 作成は臨床実地指導者が担当

臨床実地指導者は，新人教育をコーディネートする役割です．直接指導するときもありますが，1人ですべてを教えるなど絶対に無理！
新人が困らないように，育成のための計画を練ります．

役割はコーディネート

2. 教育の全体像をつかむ

新人に教える業務項目

| 新人に教える順番 |
| 業務項目を教える担当者 |
| 教育する時期と期間 |

これだけ決まっていれば安心です

3. 一人前にするという目標に向かって話し合う

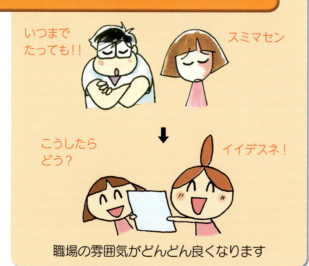

職場の雰囲気がどんどん良くなります

育成プログラムによって教育するとココがすごい!!

担当者がわかる！

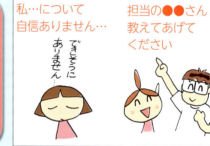

私…について自信ありません…
担当の●●さん教えてあげてください

なぜできないのかがわかる！

根充の補助まだできないぞ！
先生そこは来週教えることになっていますもう少し待ってください

教えるほうのスキルがわかる！

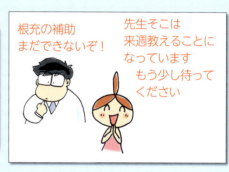

教育担当の●●さんの所いつも教育期間が長すぎる
新人だけに問題があるわけではない

新人の成長がみんなで確認できる！

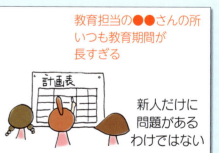

現在全体の70%まで教育を受けています
順調順調
次は私の担当業務よがんばりましょう！
新人が自信をもつ

4. 現状分析シートを応用して育成プランを作ろう

現状分析シート（人材育成「③現状分析」）によって，どの業務項目から教えればいいのか順番が決まっていました．その情報を使って，詳しい計画を立てていきます．

1) 新人に教える順番を育成プランのシートに貼りつける

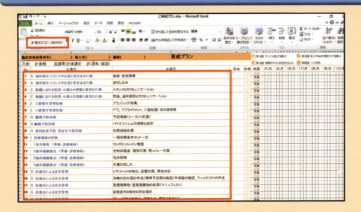

現状分析シートの大項目と中項目の内容をコピーして，育成プログラムの大項目と中項目に貼り付けます．

2) 担当者を記入する

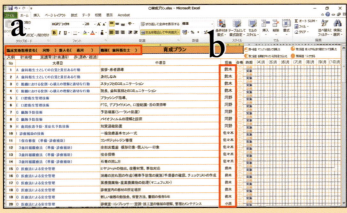

全体をコーディネートするのは臨床実地指導者ですので，aに名前を記入し，各業務の教育は現場担当者の名前をbへ記入していきます．

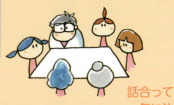
ここからは
アナログで

この時にある程度の分野を大きくとらえてお願いしていきます．ここから先は手書きで十分です．

話合って
一気に決めて
しまいましょう

3) 時期を記入する

6カ月間の育成計画が立てられるように，1カ月を4週に分けて表はできています．
臨床実地指導者は無理がないように，担当者と，計画欄に育成時期とその期間を橙色で記入していきます．

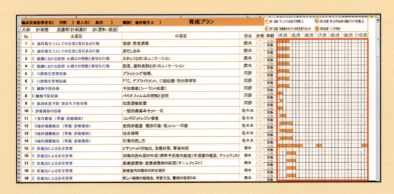

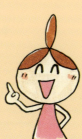

5. 育成プランを活用しよう

1) 無理をしないで育成を進める

掲示します

ここはアナログで十分

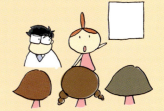

重要で簡単な業務から計画的に教育していこうと思えば，一つずつの項目は，左上から右下へ流れるように時期をずらしながら指導することになります．

一度にいろいろなことをいっぺんに修得するなどは無理ですから，コツコツと進めていきましょう．

2) 計画通り進んでいるかが一目でわかる

育成の予定は，時期と期間をオレンジ色で示しましたが，実際に行ったことは，その下の実施のところに青色で書き込みます．もしできなかった場合には赤色を記入します．

◎具体例

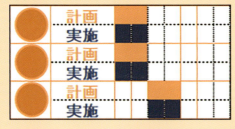

← 計画通りに新人教育が行われ，合格ラインにまで達していることを示している．

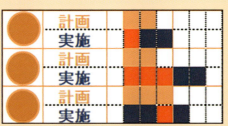

← 1週間遅れで新人教育が行われ，1週間遅れで合格ラインまで達したことを示している．

← 3週間遅れで新人教育が始まったが，2週間で合格ラインまで達したことを示している．

← 新人教育は計画通りに始まったが，予定期間中に合格ラインまで達せず，翌週に合格したことを示している．

3) 星取図を使うと見えてくる

これってすごい!!
アナログで
いきましょう

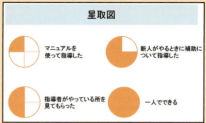

◎習熟度が一瞬でわかる

　指導している業務のなかにも，上達している程度があります．それを星取図に記入していきます．円を4つに分割し，色を塗った範囲で判断します．
　円が全て塗られた状態が合格です．

◎合格している業務の割合が瞬時に分かる

　星取図が記入されている範囲で教育を受けている範囲が，また円が全て塗られている業務範囲で合格している状況がわかります．たとえば，

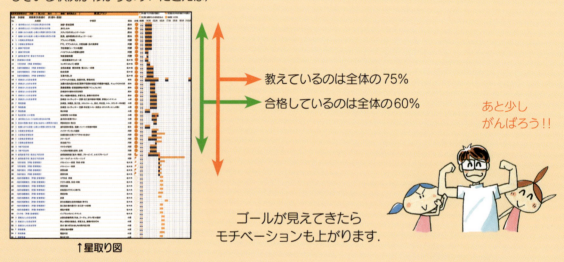

→ 教えているのは全体の75%
→ 合格しているのは全体の60%

↑星取り図

あと少し
がんばろう!!

ゴールが見えてきたら
モチベーションも上がります．

◎育成が進まないのは誰のせい？

　なかなか合格ラインに達しない新人がいた場合，新人を責めても何の得にもなりません．本当に新人が悪いのでしょうか．
　一人ずつに問うこともできます．

臨床実地指導者
全ては，コーディネーターである私の責任です．
調整しましょう．

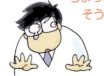
指示の出し方が
悪いかな？
僕の声聞こえにくい？
ちょっとコワイ？
そうなんだ…

担当者

忙しくて
自分のことで精一杯！
教えるなんて
とても無理です．
時期をズラシますか？
担当を代わって
もらいますか？

新人

皆さん忙しくされていて
聞きにくいです．
メンターさんに相談
したいです．

新人歯科衛生士育成プログラム例

デンタルタイアップのホームページトップページからダウンロードできます．
育成プログラムはA3で印刷して右側の範囲は手書きです．計画は左上から右下へ流れるようにがコツです．

人材育成　⑥取り組みの実施

計画に則って新人を育てる
全体で情報共有しながら実践する

スタート

育成プログラムは掲示

臨床実地指導者が責任者です

評価へ

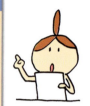

この度もよかった記入しといてネ

みんなが見えるところに掲示して，気づいた点があれば声をかけ合おう．

いつも見ているのは，臨床実地指導者と新人！

いつでもチェック

月に1回全体へ

月1回ミーティング

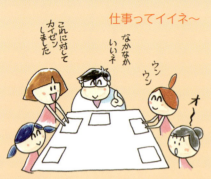

仕事ってイイネ〜

- 育成プログラムの進捗状況
- 難しい状況が出ていれば調整
- 新人からの声もひろう

全員体制で新人は育成しよう
この目的の一致が組織には必要！

週単位で全体へ

朝礼（週始・週末）

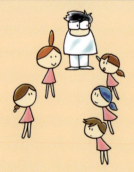

- 今週の計画を述べる
- 週末に努力を認める

たとえば，「この1週間は根治・根充は新人が診療補助につきます」と全体に周知しましょう．新人は誰よりも確実に早く準備し，的確な補助ができるようになるはずです．

日々実践

書いてますか治療計画／治療計画・予定表が示された予約簿

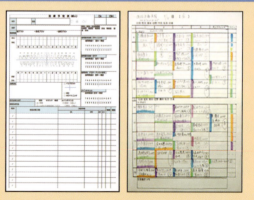

- 新人が，どの時間の，どの患者さんにつけばいいのか，事前にわかることが大切

日々の診療が計画通りに進まないならば，新人育成は計画通りには進まない．大切なのは，診療そのものが予約や予定通りにできているかです．

人材育成 ⑦評価・改善

教育しやすい体制へ
ヒヤリハットを大切に扱う

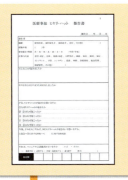

それでも何か問題が出てくるならば
ヒヤリハットでカイゼン提案
小さなことでも言える組織文化が大切

日々カイゼン

問題が出たとき

日々努力
自己トレーニング

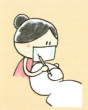

これだけ期待
されているんだから
毎日コツコツ
練習も必要

早く一人前になろう！

日々の教育

指導者・担当者

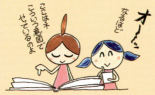

マニュアルはどんどん改訂

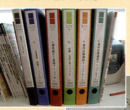
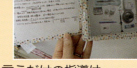

マニュアル（ポートフォリオ），写真カードを使って教育．

指差し，読んで聞いて復唱し，質問し，五感を使って覚えていこう．

言うだけの指導は教育にあらず

ときには厳しく…

合格を目指そう！　ハイ！

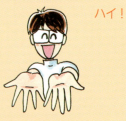

ココは実技テスト入れますヨ

日々情報共有

前日昼に打ち合わせ

1回私のやってるとこ見といてネ

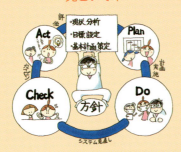

・明日の予約簿を見ながら具体的に指示を出す

前日の打ち合わせができれば，予習して当日臨むことができます．
新人，担当者，患者さんの満足度も上がるはずです．

日々確認　　**日々協力**

朝礼（毎日）

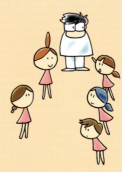

・新人対応を周知する

今日の根治・根充の処置は
新人がつきますので
よろしくお願いいたします
（担当者）

スムーズに診療が進みますように…

新人が入ってきたのに逆に忙しくなったって思っていませんか？ 実は忙しくなっています

待ちに待った新人が入って来たときに，それまで少ないメンバーで耐えていたスタッフはこれで楽になるはず…と期待します．
　一番怖いのは**現状に合っていない期待**です．
　新人が入って来てすぐに業務はスムーズに行われるでしょうか？答えはNOです．
　本来の総労力は単純な足し算のはずです．しかし，ちょっと考えてみましょう．

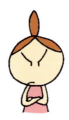
やる気あるんですかネ

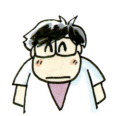
マアマア そう言わず…

新人が入ってきたときの総労力

	ベテラン1人　新人1人　　総労力
A	1人 ＋ 1人 ＝ 2人分
B	1人 ＋ 1人 ＝ 0.8人分
C	1人 ＋ 1人 ＝ 1.5人分
D	1人 ＋ 1人 ＝ 3人分

A 新人が1人入って来たので1+1=2です．
B 新人は何も知りません．だから0です．ベテランは自分の仕事量をおさえても，新人育成に時間をとられます．だから，手が足りない状態になります．
C 新人が半人前になって，やっと1.5人分総労力です．
D 組織は総労力の相乗効果を期待します．3人分ぐらいの仕事ができそうです．

「楽になった」と思えるまでには時間がかかります．
気負わず，計画的に新人を育てましょう．

一口メモ

◎リンゲルマン効果：社会的手抜き

100年前の実験です．フランスの心理学者リンゲルマン博士は，集団作業時の1人当たりの労力を数値化しました．

人数	1人当たりの労力	比率
1人	63	100
2人	118	93
3人	160	85
8人	248	49

（マクシミリアン・リンゲルマン（1913））

1人のときの力を100％とすると，2人で93％，3人で85％，8人では49％しか力を発揮していないという結果がでました．
人は集団になると力が出しにくいということです．集団で力を発揮するためには，対応策が必要です．

・分担する仕事・役割を明確にする
・適切な人数で仕事を行う
・1人1人の努力が必要と思える教育や意識共有を行う
・1人1人の結果や貢献度を適切に評価する
・連携をとるための組織としての仕組み作りを行う

働く環境だけでない 心も問題
人の気持ちを大切にする**人間関係論**

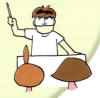

メイヨーが行った2つの実験

1) ミュール実験

　1923年，エルトン・メイヨーは，作業環境改革に対しての研究をしました．他の部門は年5～6％離職率だった会社の紡績部門に対して行った実験です．

1年に250％（毎月全体の2割）の離職を，年5％へ低下させることに成功しました．ここでは次のことがなされていました．

　・1日4回10分ずつの短い休憩時間を導入した．
　・研究者が従業員の話を真摯に聴いた．
　・保健室を設け看護師が悩みを聴いた．
　・休憩は，自分たちで決めて良いということから，仲間同士で話し合うようになった．
　・経営者からの信頼に応えようと責任感が高まった．

仕事の「単純さ」と「孤独さ」からの精神的疲労に対する対策からでした．

2) ホーソン実験

　1927年，ホーソン工場（電話機製造会社）で実験が行われました．
　働く環境が作業効率にどのように影響するのかという実験です．100人の女工さんから6人を選び，賃金，休憩，軽食，部屋の温度・湿度・照明等の条件を変えて生産性を観察しました．どのような条件であろうとも，生産性は上がり続けました．

> 結論：選ばれた6人であるというプライドや連帯感は労働環境を乗り越え成長させた

　1928年，大規模な面接調査で2万人を対象に現場の人が面接しました．内容は雑談です．この面接をしただけで生産性が上がりました．
　ちょっとした不満を聞くだけで，また話すことで生産性が向上していきました．

> 結論：職場での労働意欲は，コミュニケーションがとれる人間関係に左右された

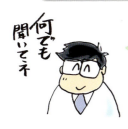

グループに対しての研究もあるんだヨネ

どんなことがわかったんですか？

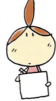
結構人間って複雑なんですネ

ポイント

- 人と協力して継続して仕事をしたいって欲求がある
- すごく強い欲求じゃないけれども，強い特性である
- 経営者が無関心であったり，打ち負かそうとしたら難しい状況を招く
- 非公式の集団を理解することは重要

どの業界だって努力している
国や自治体の支援を利用して職場づくりを行おう

　職場がワークライフバランスを考え，働き方を変えられるように，国や自治体による支援が設けられています．歯科医院の事務作業で支援申請できますが，ここは専門家である社会保険労務士さんに任せましょう．

　社会保険労務士さんとのお付き合いは，組織内部の成長安定につながり，さらに外部社会との関わりを強くします．

　支援制度は毎年変わりますので，その都度確認してみましょう．

詳しくは「雇用関係助成金」で検索してください
http://www.mhlw.go.jp/seisakunitsuite/bunya/koyou_roudou/koyou_kyufukin

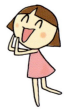

◎専門的な知識および技能を習得させるための計画的職業訓練や人材育成制度を導入した場合の助成金

人材開発支援助成金	
1. 特定訓練コース	
・労働生産性向上：労働生産性の向上に資する訓練	・OFF-JT 経費助成：45（30）% 賃金助成：760（380）円 ・OJT〈雇用型訓練に限る〉 実施助成：665（380）円
・若年人材育成訓練：採用5年以内で，35歳未満の若年労働者への訓練	
・熟練技能育成・承継訓練：熟練技能者の指導力強化，技能承継のための訓練，認定職業訓練	
・グローバル人材育成訓練：海外関連業務に従事する人材育成のための訓練	
2. 一般訓練コース	・OFF-JT 経費助成：30% 賃金助成：380円
特定訓練コース以外の訓練	

◎非正規雇用労働者の正社員化，人材育成，処遇改善の取り組みに対する助成金

キャリアアップ助成金	
1. 正社員化コース	
正規雇用労働者等に転換または直接雇用した場合 （多様な正社員：短時間正社員等を含む）	一人当たり 有期→正規：57万円 有期→無期：28.5万円 無期→正規：28.5万円
2. 人材育成コース	
有期契約労働者等に次の訓練を実施した場合 （一般職業訓練：育児休業中，中長期キャリア形成訓練を含む）	賃金助成：760円 経費助成限度：10万円 （100時間未満）

◎職業生活と家庭生活の両立支援に取り組む助成金　　　　　（　）生産性要件を満たした場合

両立支援等助成金	
1. 出生時両立支援助成金	
男性労働者が育児休業を取得しやすい職場風土作りのための取組を行い，男性労働者に一定の育児休業を取得させた事業主に助成	・育休1人目：57万円（72万円） ・育休2人目以降：14.25万円（18万円）
2. 介護離職防止支援コース	
仕事と介護の両立に関する職場環境整備の取り組みを行い「介護支援プラン」を作成し，介護休業の取得・職場復帰または働きながら介護を行うための勤務制限制度の利用を円滑にするための取得を行った事業主に助成	・介護休業利用：57万円（72万円） ・介護制度利用：28.5万円（36万円）
3. 育児休業等支援コース	
「育児復帰支援プラン」を作成し，プランに沿って労働者に育児休業を取得，職場復帰させた中小企業事業主に助成	・育休取得：28.5万円（36万円） ・職場復帰：28.5万円（36万円） ・育児取得者の職場支援：19万円（24万円） …職場復帰時に加算して支給
4. 再雇用者評価処遇コース	
妊娠，出産，育児または介護を理由として退職した者が，職業が可能になったときに復職でき，適切に評価され，配置・処遇される再雇用制度を導入し，希望する者を採用した事業主に助成	・再雇用1人目：38万円（48万円） ・再雇用2〜5人目：28.5万円（36万円） 　1年以上雇用した場合
5. 女性活躍加速化コース	
女性活躍推進法に基づき，自社の女性の活躍に関する「数値目標」，数値目標の達成に向けた「取組目標」を盛り込んだ「行動計画」を策定して，目標を達成した事業主に助成	・加速化A：28.5万円（36万円） ・加速化N：28.5万円（36万円） …女性管理職比率，基準値以上上昇 　47.5万円（60万円）

第5章

働き方改革
実践歯科医院

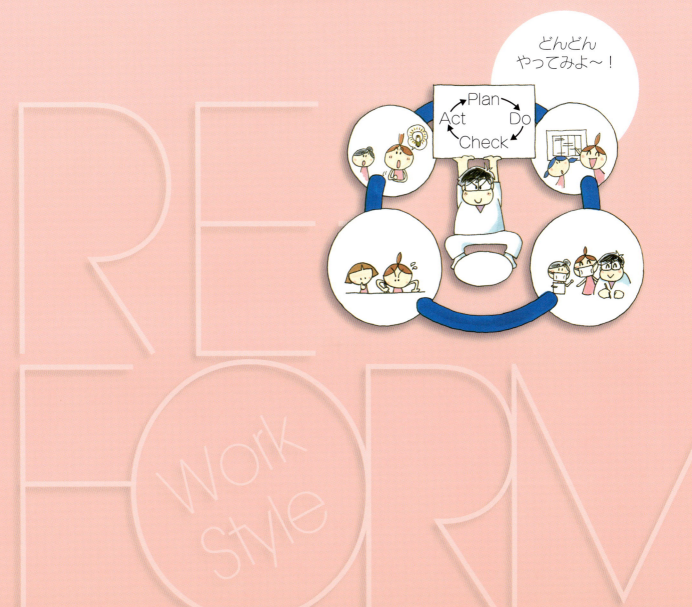

国をあげて取り組む
ワークライフバランスの推進

国は少子化の克服や男女が共に活躍できる社会の実現に向けて，
仕事と生活の調和（ワークライフバランス）の推進をしています．

　地域によって，その現状や必要性の度合いも異なることから，地方公共団体が工夫して，その地域の特色，実情に合わせた取り組みを行っています．

　歯科医院で積極的にワークライフバランスに取り組んでいる場合には，他の業界や企業と同じく，その実施を宣言すべきです．各地域で認定や承認をしていますので，ぜひチャレンジしてみて下さい．

1）仕事と生活の調和を推進するための宣言・合意

都道府県	宣言や提言等の施策
北海道	ほっかいどう子育て応援共同宣言
岩手県	知事による「イクボス宣言」
宮城県	宮城における仕事と生活の調和を推進するための提言
山形県	ワーク・ライフ・バランス推進協定書
	やまがた女性活躍応援宣言
栃木県	とちぎ公労使会議　協働宣言
群馬県	「群馬県における働き方改革の推進方策」について（群馬県政労使会議取りまとめ）
千葉県	ちば『働き方改革』共同宣言
東京都	共同宣言（東京の成長に向けた公労使会議）
神奈川県	神奈川県における魅力ある職場作り推進に向けた共同宣言
新潟県	新潟県ワーク・ライフ・バランス推進共同宣言
	にいがたイクボス促進共同宣言
山梨県	やまなし働き方改革共同宣言
長野県	信州「働き方改革」共同宣言～活き活きと働き人生を楽しめる長野県を目指して～
	イクボス・温かボス推進宣言
岐阜県	企業における家庭教育・子育て支援等の推進に関する協定
静岡県	仕事と子育ての両立に向けた提言（静岡県次世代育成支援対策地域協議会働き方専門部会）
	静岡における仕事と生活の調和（ワーク・ライフ・バランス）の実現に向けた提言（しずおか仕事と生活の調和推進会議）
愛知県	人が輝くあいち・イクボス宣言
三重県	三重「働き方改革」に向けた共同宣言
滋賀県	共同宣言～雇用の推進と働きやすい滋賀の実現をめざして～
京都府	京都女性活躍応援計画（働き方改革の推進）
大阪府	女性が輝くOSAKA行動宣言
兵庫県	仕事と生活の調和と子育て支援に関する三者合意
	「仕事と生活のバランス」ひょうご共同宣言
和歌山県	仕事と生活の調和（ワーク・ライフ・バランス）和歌山共同宣言～働く人と企業が輝く活力あふれる地域社会を目指して～
	和歌山働き方改革宣言～活力ある地域・企業は，活き活きとした働き手から～

都道府県	宣言や提言等の施策
鳥取県	イクボスとっとり共同宣言
島根県	しまね活き活き職場宣言
広島県	「仕事と生活の調和（ワーク・ライフ・バランス）の実現にむけて」広島県四者宣言
山口県	やまぐち子育て応援に関する共同宣言
香川県	香川働き方改革推進基本方針～「すべての人が活き活きと働くかがわを目指して」～
愛媛県	えひめにおけるワーク・ライフ・バランスの実現に向けた提言（2009）
	えひめ働き方改革宣言（2015）
福岡県	福岡「働き方改革」に向けた共同宣言
佐賀県	佐賀「働き方改革」に向けた共同宣言
長崎県	長崎県7者宣言
熊本県	仕事と生活の調和「ワーク・ライフ・バランス」推進構想
大分県	おおいた子育て応援共同宣言
宮崎県	みやざき「働き方改革」宣言

政令市	宣言や提言等の施策
相模原市	相模原市ワーク・ライフ・バランス推進労使宣言
京都市	京都女性活躍応援計画（働き方改革の推進）
大阪市	大阪仕事と生活の調和推進会議提言
北九州市	北九州市ワーク・ライフ・バランス推進宣言
福岡市	福岡市ワーク・ライフ・バランス推進都市宣言

2) 仕事と生活の調和を推進するための登録・認定・認証・表彰制度

都道府県	登録・認定・認証・表彰制度
北海道	北海道あったかファミリー応援企業登録制度
北海道	北海道なでしこ応援企業認定制度
北海道	北海道なでしこ応援企業表彰
青森県	「あおもりワーク・ライフ・バランス推進企業」登録事業
青森県	青森県いきいき男女共同参画社会づくり表彰
岩手県	いわて子育てにやさしい企業等認証制度
岩手県	いわて子育てにやさしい企業等表彰制度
岩手県	いわて男女共同参画社会づくり功労者表彰
岩手県	いわて男女共同参画社会づくりチャレンジ表彰
岩手県	いわて働き方改革アワード
宮城県	「女性のチカラを活かす企業」認証制度
宮城県	いきいき男女・にこにこ子育て応援企業表彰
秋田県	男女イキイキ職場宣言推進協定
秋田県	秋田県女性の活躍推進企業表彰
秋田県	あきた子育て応援企業表彰
山形県	山形いきいき子育て応援企業
山形県	ワーク・ライフ・バランス優良企業知事表彰
福島県	福島県次世代育成支援企業認証制度
福島県	福島県ワーク・ライフ・バランス大賞
茨城県	仕事と生活の調和推進計画
茨城県	いばらき子育て応援宣言企業登録制度
茨城県	茨城県結婚・子育て応援企業表彰
栃木県	仕事と子育ての両立応援宣言企業普及事業
栃木県	男女生き活き企業の認定
群馬県	群馬県いきいきGカンパニー認証制度
群馬県	群馬県いきいきGカンパニー優良事業所表彰
埼玉県	多様な働き方実践企業認定制度
千葉県	"社員いきいき！元気な会社"宣言企業の募集・公表
千葉県	千葉県男女共同参画推進事業所表彰
東京都	（登録制度）とうきょう次世代育成サポート企業
東京都	いきいき職場推進事業（東京ライフ・ワーク・バランス認定企業）
東京都	（認証）TOKYO働き方改革宣言企業制度
神奈川県	神奈川県子ども・子育て支援推進条例に基づく事業者の認証制度「かながわ子育て応援団」
新潟県	イクメン応援宣言企業登録制度
新潟県	ハッピー・パートナー企業登録制度
富山県	「元気とやま！子育て応援企業」登録制度
富山県	男女共同参画チーフ・オフィサー設置事業
富山県	男女共同参画推進事業所認証制度
富山県	富山県子宝モデル企業の表彰
富山県	女性が輝く元気企業とやま賞
石川県	ワークライフバランス企業登録制度
石川県	ワークライフバランス企業知事表彰
福井県	ふくい女性活躍推進企業登録
福井県	父親子育て応援企業登録
福井県	家族時間デー実施企業登録
福井県	「子育てモデル企業」の認定
山梨県	山梨県子育て応援・男女いきいき宣言企業
山梨県	山梨県男女共同参画推進事業者等表彰
山梨県	山梨県労務改善中小企業優良従業員知事表彰
山梨県	山梨県中小企業労務改善優良団体等知事表彰
長野県	「職場いきいきアドバンスカンパニー」認証制度
長野県	「社員の子育て応援宣言」登録制度
長野県	女性の活躍推進企業知事表彰
岐阜県	岐阜県子育て支援企業登録制度
岐阜県	岐阜県子育て支援エクセレント企業認定制度
岐阜県	岐阜県男女がともにいきいきと暮らせる社会づくり表彰
静岡県	「男女共同参画社会づくり宣言」推進事業
静岡県	静岡県次世代育成支援企業認証制度
静岡県	男女共同参画社会づくり活動に関する知事褒賞
愛知県	愛知県ファミリーフレンドリー企業登録制度
愛知県	愛知県ファミリーフレンドリー企業表彰
三重県	「男女がいきいきと働いている企業」認証制度
三重県	「男女がいきいきと働いている企業」表彰制度
滋賀県	ワーク・ライフ・バランス推進企業登録制度
滋賀県	滋賀県女性活躍推進企業認証制度
滋賀県	滋賀県イクボス宣言企業登録制度
京都府	「京都モデル」ワーク・ライフ・バランス推進企業認証制度
大阪府	「男女いきいき・元気宣言」制度
兵庫県	ひょうご仕事と生活の調和推進企業宣言
兵庫県	ひょうご仕事と生活の調和推進企業認定
兵庫県	男女共同参画社会づくり協定締結事業
兵庫県	子育て応援協定締結事業
兵庫県	ひょうご仕事と生活のバランス企業表彰
奈良県	奈良県社員・シャイン職場づくり推進企業登録制度
奈良県	奈良県社員・シャイン職場づくり推進企業表彰制度
和歌山県	和歌山で働く女性応援サイト「Happy Worker」登録事業
鳥取県	鳥取県男女共同参画推進企業認定制度
鳥取県	鳥取県輝く女性活躍パワーアップ企業登録制度
鳥取県	鳥取県家庭教育推進協力企業制度
島根県	しまね子育て応援企業（こっころカンパニー）認定制度
島根県	しまね子育て応援企業「こっころカンパニー」知事表彰
岡山県	おかやま子育て応援宣言企業（登録）
岡山県	岡山県男女共同参画社会づくり表彰（事業者の部）
岡山県	おかやま子育て応援宣言登録企業への表彰
広島県	広島県仕事と家庭の両立支援企業登録制度
広島県	広島県男性育児休業等促進宣言企業登録制度

都道府県	登録・認定・認証・表彰制度
山口県	やまぐち子育て応援企業宣言制度
	やまぐちイクメン応援企業宣言制度
	やまぐち男女共同参画推進事業者認証制度
	やまぐち女性の活躍推進事業者宣言制度
	やまぐち子育て応援優良企業表彰制度
	やまぐちイクメン応援優良企業表彰制度
	やまぐちイクボス表彰制度
徳島県	はぐくみ支援企業認証・表彰制度
香川県	カエルチャレンジ企業
	子育て行動計画策定企業認証
	かがわ女性キラサポ宣言
	ワーク・ライフ・バランス推進企業表彰
	かがわ女性キラサポ大賞
愛媛県	えひめ子育て応援企業認証制度
	えひめ子育て応援リーダー企業コンテスト
高知県	高知県次世代育成支援企業認証制度
福岡県	「子育て応援宣言企業」登録制度
	福岡県男女共同参画表彰
	子育て応援宣言企業・事業所知事表彰
佐賀県	佐賀子育て応援宣言事業所
長崎県	長崎県誰もが働きやすい職場づくり実践企業認証制度
	ながさき女性活躍推進企業等表彰（ながさき女性活躍推進会議主催）
熊本県	くまもと子育て応援の店・企業推進事業
	男女共同参画推進事業者表彰
大分県	おおいた子育て応援団「しごと子育てサポート企業」認証制度
	男女共同参画推進事業者顕彰
	おおいたワーク・ライフ・バランス推進優良企業表彰
宮崎県	仕事と家庭の両立応援宣言登録制度
鹿児島県	かごしま子育て応援企業登録制度
沖縄県	沖縄県ワーク・ライフ・バランス企業認証制度

政令市	登録・認定・認証・表彰制度
札幌市	札幌市ワーク・ライフ・バランス取組企業認証制度
	札幌市ワーク・ライフ・バランス取組企業表彰制度
さいたま市	さいたま市CSRチャレンジ企業認証制度
千葉市	千葉市男女共同参画推進事業者（ハーモニー推進事業者）登録制度
	千葉市男女共同参画推進事業者（ハーモニー推進事業者）表彰
横浜市	よこはまグッドバランス賞
	横浜市男女共同参画貢献表彰
相模原市	相模原市仕事と家庭両立支援推進企業表彰
新潟市	新潟市ワーク・ライフ・バランス推進事業所表彰
静岡市	静岡市女性の活躍応援事業所表彰
浜松市	ワーク・ライフ・バランス等推進事業所の認証・表彰
名古屋市	名古屋市女性の活躍推進企業認定・表彰制度
	名古屋市子育て支援企業認定・表彰制度
	親学推進協力企業制度
	ワーク・ライフ・バランス実践企業登録制度
京都市	「京都モデル」ワーク・ライフ・バランス推進企業認証制度
	京都市「真のワーク・ライフ・バランス」推進企業表彰
大阪市	「大阪市女性活躍リーディングカンパニー」認証
	「大阪市女性活躍リーディングカンパニー」表彰
神戸市	こうべ男女いきいき事業所表彰
岡山市	岡山市女性が輝く男女共同参画推進事業所認証制度
	岡山市男女共同参画社会の形成の促進に関する事業者表彰
広島市	広島市男女共同参画推進事業者表彰
北九州市	キタキューかえる宣言
	北九州市ワーク・ライフ・バランス表彰
福岡市	「い〜な」ふくおか子ども週間賛同企業・団体登録
	ふくおか女性活躍NEXT企業見える化サイト
熊本市	「子育て支援優良企業」認定制度
	「子育て支援優良企業」表彰制度

認定，登録をした場合は，名刺や歯科医院のHPへ掲載が可能となります．
ワークライフバランスに取り組む組織は，歯科医院で働くスタッフにとって，とても魅力的です．

**ワークライフバランスの実現に向けて取り組んでいる
実践歯科医院を紹介します．**

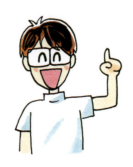

理念で支えられる組織づくり

「広島県働き方改革実践企業」認定
「広島県仕事と家庭の両立支援企業」登録

株式会社 デンタルタイアップ

デンタルタイアップの誕生

デンタルタイアップが生まれた2007年．

27年勤めた職能団体を退職し，地元の大学院（経営戦略室）で四苦八苦しながら論文を書き終え，人生の節目を感じていた私は，今まで学んできた経営学が，生きるうえでの喜び，安心，連帯感を生み出す学問であると確信していました．長年，歯科業界で聞いたことがなかった「働き方を問う学問」．この学問に触れることで，どれだけ人生を問い直し，自らの言動を客観的に反省し，生きる道標を見出したか計り知れません．「必ず，歯科学と経営学を融合して，よき医療を提供できる組織作りを支援しなければ」と，心に誓うのでした．

しかし，会社を立ち上げようにもどうしていいのかか全くわかりません．中小企業基盤整備機構の起業セミナーに参加し，支えてくださる会社や人の紹介を受けました．今は，理念が大切と言っていますが，その当時は言葉の重みをまだ実感してはいませんでした．社会が変わろうと微動だにしない志が理念です．私共の最初の理念は「より良い歯科医療を提供するために，歯科業界に活力を」でした．

私を支えてくれていた経営学者は，「この理念ではいつかは変えなければならない」と言いましたが，その当時の私には，その意味が全く理解できませんでした．

気が付けば初心に戻す

多くの歯科医院の皆さん方と連携をとりながら活動して5年．一人の先生の死に直面しました．「自分が開業して，今が一番楽しいです」とおっしゃっていたのに，悪性リンパ腫で3カ月の入院で他界されました．誰もが先生が亡くなられるなどと思ってもいませんでしたので，次の体制をとることも難しく，大きな歯科医院でしたが勤務していたメンバーは解散となりました．

その時に，この理念が本当の志ではなかったことが自分にもわかりました．人生かけて地域住民のために，スタッフのためにと歯科医療を提供されている先生方に「業界に活力があればいい」などと言っていいはずはありません．それを機に，デンタルタイアップは新しい理念に変わりました．

私達の組織

デンタルタイアップ自体の組織づくりも，スタッフの状況に合わせて変化していきました．

出張が多い私たちの職場でも，産休・育児休業・短時間勤務・テレワークの導入等，組織や人を疲弊させない体制が進んでいます．

まだまだできていないこともあり，問題はいつでも起きますが，一つひとつの課題をみんなで丁寧に解決しながら，職場づくりを進めています．社会，組織も人も，同じ時などありえません．その時々の喜びを，真剣に仲間たちと語り合い，組織として乗り切っていく姿勢は，それぞれの人生を切り開いていくのだと思います．

今は，日々皆様との深いご縁に感謝です．

代表・小原啓子

理念：私達は，かかわる全ての方々と共に生きる喜びを創造します

継続から生まれる組織の新たな体制

「いしかわ男女共同参画推進宣言企業」認定

医療法人社団 ハッピー歯科医院

組織として重要なこと

ハッピー歯科医院は，2012年（平成24年）から，理念を軸に毎年全体会議を行い，医院の方向性を明確にして，計画的な変革に取り組んできました．

その中でも，当院が大切にしていることは，「スタッフが安心して働ける職場づくり」です．生産年齢人口が減少している日本において人の確保は深刻な問題ですが，女性が多い歯科医院においては，状況に合わせて働き方を考えていく必要があります．

永く勤めるための制度

変革をスタートして間もなく，スタッフから育児休暇取得の希望がでました．

当時は5人の歯科衛生士と2人の受付・助手でしたので8名のスタッフです．

まずは休暇中の人員補充をどうするのか，どのような雇用体制にするのかで悩みました．専門家である社会保険労務士に相談しながら，何とか産前産後休暇制度を整えました．さらに人を補充しながら，将来帰ってくるスタッフのポジションを確保しなければなりません．

仕事の単純化を図り，効率的な環境にしていくことで，結果として診療時間の短縮に成功することができました．これがスタッフが復帰しやすい環境作りにもなりました．

以後，働きやすい職場の改善は，毎年継続して行っています（右表）．

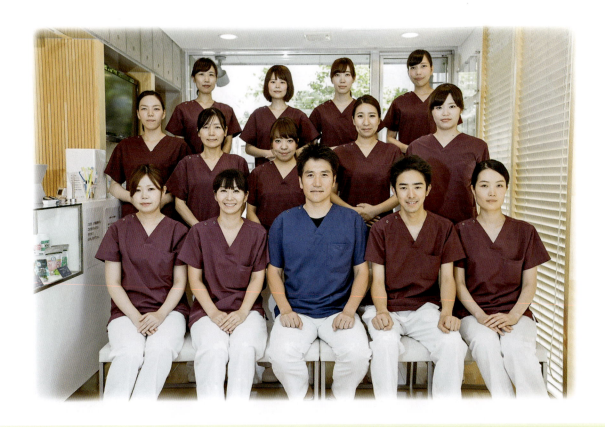

理念：ハッピー歯科医院は あなたにお口の健康を通して生きる喜びを提供します

年	主な取り組み	意識改革・業務改善
平成24年	医療法勉強会・担当者決め	それぞれの職種が新しい役割を自覚
	5S活動	社会人・職業人としての基本を学習
平成25年	産休・育児休暇制度の活用	管理職の産休と復帰・社労士説明会の実施
	マニュアルの作成	仕事の視える化による不確かさからの脱却（随時更新）
	マニュアルを使った新人育成	重みづけをして数値に表した育成プロジェクトの実施　星取図の導入
	カンバン方式による在庫管理の開始	発注ミス防止と瞬時に取り出せる仕組みによる支出の縮小
	継続的な勉強会の実施	国の助成金制度等の活用（成長分野等人材育成支援事業奨励金→キャリア形成助成金）
	診療時間の変更	時間の有効活用
	ワークライフバランスへの取組み	9：00-19：00（休憩1時間半）を9：00-18：00（休憩1時間）へ変更
平成26年	確実な情報伝達	朝礼・前日打ち合わせ・ミーティングの活用
	患者への情報の質と量の充実	治療計画書・予定表の活用
	予約時間厳守	診療と受付との混乱回避の仕組み
	マニュアルの全面改訂	現状に合った内容へのレベルアップ　チーフクラスの仕事の視える化
	労働条件の再考（給与等）	社労士の積極的関与
平成27年	Off-JTの活用	外部研修会への積極的参加
平成28年	法人化	組織としての成長
平成29年	5Sの再強化	2017年増改築に向けて基本の見直し
	いしかわ男女共同参画推進宣言企業登録	組織としての責任ある姿勢を社会に示す
	増改築	多くの患者さんに良き治療を提供するための拡大と認識し，責任を持った対応を意識する

　上記により，ハッピー歯科医院は，石川県が推進している「いしかわ男女共同参画推進宣言企業」として，2017年認定されました．この年，育休から円滑な職場復帰など具体的な取り組みを宣言した企業は42社．
　職場の環境改善を地道に行っている企業は，県のホームページでも紹介されています．
　現在，歯科医療界は，他業界と人材確保で戦う時代です．組織として働き方改革に取り組む姿勢を示すことでスタッフも働きやすくなり，より良い医療を提供し続けられる安心と地域に貢献し続けるという安定感を持ち続けられたらと思います．

理事長・福村 安紀

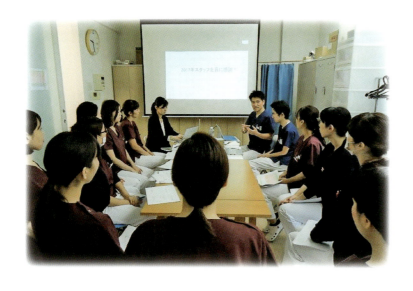
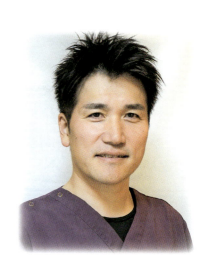

復興からの働き方を考える
医療法人T&K 坂井おとなこども歯科

当院の働き方改革を，5つのポイントに分けてご紹介させて頂きます．

①震災を機に地域の若い働き手が激減

当院のある宮城県石巻市は東日本大震災で大津波に襲われました．開院1年半を迎えた当院も1階が全て水没し，帰れぬスタッフや患者さんと4日間を過ごしました．あの日を境に人々の生活は激変し，診療の在り方も一変しました．被災者の医療費窓口負担が免除されたことで，これまで歯科にかかっていなかった方が一気に受診しました．長年歯科治療を受けていない方の口腔内の崩壊は著しく，抜歯や抜髄治療の日々．一方，久しぶりに来院された方の中でもセルフケアの大切さを日ごろからお伝えできていた方は想像以上に良好な状態が維持されていました．この現実を目の当たりにし，この街に予防を軸とした歯科医院を作ることを決意しました．そのためには，歯科衛生士の人数確保が必要となります．しかし，もともと過疎化が進んでいた地域に震災で拍車がかかり人材不足はさらに深刻化していました．石巻に残る若い働き手は少なく，その多くは共働きでした．

②スタッフからワークライフバランスの提案

震災後は口腔内状態の悪い患者さんがとても多く来院していたこともあり，朝から晩まで私もスタッフもヘトヘトになるまで働いていました．残業も毎日30分近くあり，仕事が終わる頃にはスタッフは皆疲れ果てていました．そんなある日，スタッフから仕事と家庭を両立し今後も長く働ける環境作りをして欲しいと提案がありました．具体的には，今より少し早く帰宅できれば，子供と夕食を一緒に食べることができるというものでした．

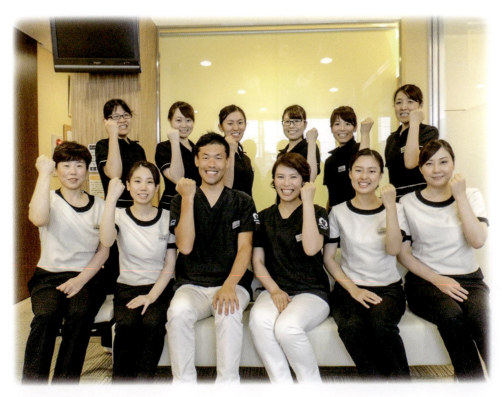

理念：私達は，ご縁ある全ての方々の笑顔あふれる毎日を全力で応援します

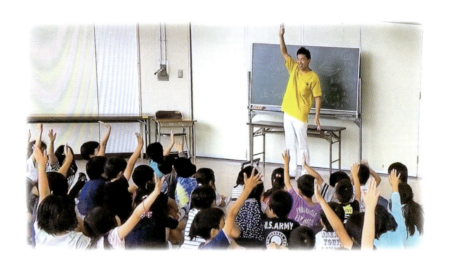

③時短への挑戦

　経営者としては大変悩みましたが，私自身もワークライフバランスの重要性を実感していたため，診療時間を5時までとし，1時間短縮することを決意しました．もちろん収入が下がれば実現は不可能になります．そこで，限られた時間の中で，できるだけ無駄をなくし効率よく，質の高い医療を提供し，患者さんにも満足して頂ける方法を模索していました．

④小原啓子先生との出会い

　そんなとき，小原啓子先生の著書に出会いました．その本の中には，私が理想とする歯科医院の変革の様子がつづられていました．すぐに連絡をとり，変革指導を依頼しました．そこから院内の組織づくりと人材育成が本格的にスタートしました．

⑤組織活性化と人材育成の仕組みづくり

　現在，変革を開始してまだ2年目ですが，スタッフの人数は震災前の2倍となり，収入は1.5倍になりました．しかもスタッフ一人ひとりが仕事に責任感を持つようになりました．毎日集中して仕事をした後，定時に笑顔で帰宅する様子を見ると，診療時間の短縮，医院の組織活性化，人材育成の仕組みづくりに取り組んでよかったと心から感じています．

院　長・坂井 清隆

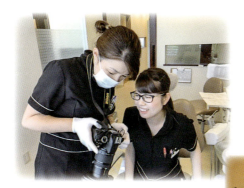

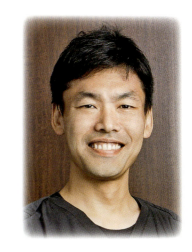

カツベ歯科クリニックでの大胆な働き方改革

大阪府「男女いきいき・元気宣言企業」登録
医療法人幸恵会 カツベ歯科クリニック

私たちの思いを形に

　我々の働き方改革は，2012年4月17日から始まりました．この日は，理念を公開した記念日です．
「カツベ歯科クリニックは，私たちに関わるすべての方々に，笑顔あふれる幸せで楽しい生活を提供します」
　この理念は，毎日朝礼時に全員で唱和し，スタッフ全員の心に深く刻みこまれています．この理念達成に向けて組織が進化するために，カツベ歯科クリニックは，2017年5月7日に，万全の体制で，大阪駅前に移転しました．現在，総勢34名，ユニット11台の診療体制です．

何がうまくいかなかったのか

　組織が変わる前は，スタッフ皆がバラバラで，統一感がありませんでした．私自身は，いつも熱く理想とする医療について考えておりましたが，勉学を積むのが当然という体制に女性集団はどうしてもついていけない状況がありました．しかし，「このままで終わりたくない！　患者様やスタッフにどのように関わればいいのか…．もっと必要とされる医院になりたい」と思っていました．

理念によって一つにまとまる

　そこで私は，スタッフの心が一つになる理念を創りました．それをきっかけに，ご縁の薄かったスタッフは去っていきましたが，残ったメンバーは気持ちを一つにできる人たちです．皆が理念を基に考えて行動し，5S活動により個人が責任を持ち，常に向上し進化し続ける環境となりました．

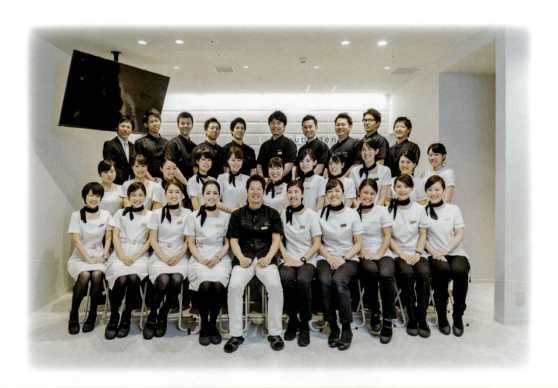

理念：カツベ歯科クリニックは，私達に関わる全ての方々に，笑顔あふれる幸せで楽しい生活を提供します

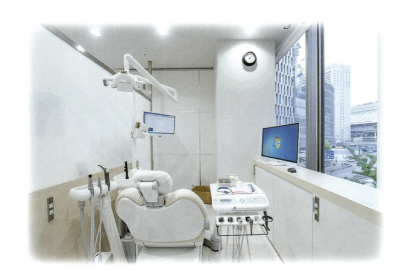

　情報はいつもオープン．医院経営状態まで含めて視える化の徹底がなされました．私は，スタッフとの触れ合いを大切にして，互いが尊敬し認められる関係を築こうといつも発しました．その連携の結果，20時まで行っていた診療を19時にしても，何のダメージを受けない組織に進化していきました．

大きなチャレンジ

　働き方が変わっても，問題はなくなりませんでした．みんなの健康状態です．

　老朽化したビルでの診療体制は，4階部分を占領していましたので，動線は複雑で，混乱しやすいために，疲労がたまります．大阪の中心部に位置しているため行き帰りの交通機関は，いつも超ラッシュで体力を使います．その環境は，高度医療の提供を目指す私たちを疲弊させました．

　私は，「患者さんも通いやすい，またみんなにとっても最適な環境で仕事をしたほうがいい」という思いで，移転を決断しました．

　移転を終えた現在，診療時間の短縮，結婚出産しても働ける労働環境，スタッフの収入UP！　医院の経営の安定という統一した意識の中で，我々はハツラツと仕事をしています．

院長・勝部 義明

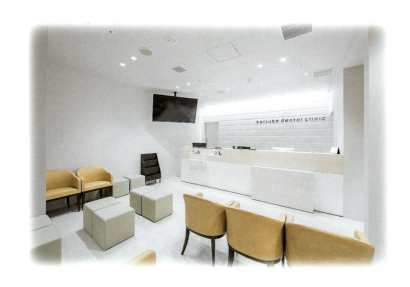

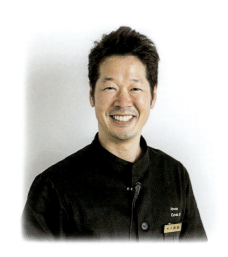

院長としての覚悟

「しまね女性の活躍応援企業」登録

医療法人口福会 パール歯科

　パール歯科は平成元年9月に開業以来，患者様に恵まれ，3年目ぐらいから予約が取りにくい状況になりました．私自身，自分の分をわきまえた経営をしたいと考えており，決して拡大路線ではありませんでしたが，諸事情に対処すべく，平成19年に医院を移転新築しリスタートしました．気が付けば，副院長，事務長，歯科衛生士9名を含め総勢19名の，片田舎にしては突出した，大きな規模の医院になっていました．平成22年からは，デンタルタイアップとの協働で医院の形を再構築し，スタッフの専門性や自主性を生かした，働きやすい強いチームができつつあると自負しています．

女性の職場特有の問題

　パール歯科はスタッフにも恵まれ，女性スタッフの半数以上は結婚して出産をしても，当院での継続勤務を希望してくれています．その結果，家事のこと家族のことで早帰りを希望するスタッフがだんだん増えてきました．田舎ゆえに夕方だけ勤務する人を探すのは困難で，夕方のスタッフ不足が慢性的な問題になっていきました．

　平成28年，産休等でスタッフの一時休職が重なり，その間をスタッフの増員で対処しようとして求人を出しました．しかし人材の確保に苦労し，そのことで世の中の流れを実感することとなりました．人材確保に失敗すれば，事業継続にさえ支障をきたす時代がもう来ているし，その状況はさらに加速度的に厳しくなることを知り，愕然としたのです．

専門家とのかかわり

　外部のキャリアアドバイザーに参画いただき，医院の働き方改革をすることにしました．女性スタッフの不満点を挙げてもらうと様々な意見が出てきました．当院は，主婦であるスタッフが家事のこと，家族のことで

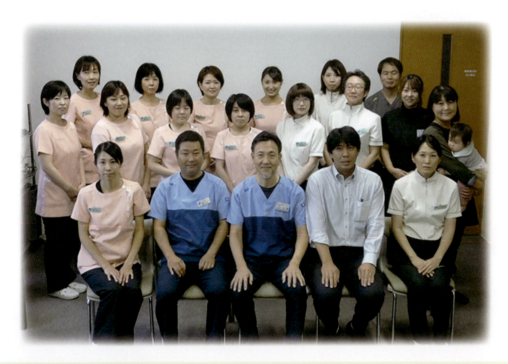

理念：私達は，関わらせて頂く皆様の，笑顔づくり，健康づくり，幸せづくりを行います

早帰りをしたり，数時間勤務を外れたりできるように，常勤スタッフでも時間給での勤務する仕組みを作っていました．働き方に融通を持たせ，働きやすい環境を工夫したつもりでしたが，そのことが固定給のスタッフとの間に思わぬ不公平感を作っていました．給与制度の不透明感も指摘されました．キャリアアドバイザーからは，働き方の整理と視える化，評価制度の作成を勧められました．

具体的な取り組み

当院で行った働き方改革は今のところ以下の事項です．
- 診療終了時間を18時半から18時に切り上げ，できるだけ速やかに仕事を終了できる体制を作った．
- 早帰りしたいスタッフのために時間給制は残したものの，固定給か時間給は選択可能にして，18時まで勤める固定給のスタッフは手当てで優遇をした．
- すべてのスタッフが有休を1時間単位でとれるようにした．
- 給与の手当等をできるだけ整理明確化をして，基本給については全員を対象とした等級表を作った．時間給のスタッフの給与の決め方のルールも明確化した．

働き方改革からの成果

ほとんどのスタッフは18時過ぎにタイムカードを押し，帰れる状況になっています．早帰りのスタッフの一人が固定給で最後まで働くようになり，夕方問題が少し緩和しました．スタッフとの風通しもよくなり，30分切り上げた分，時間を大切にする意識が一人ひとり根付き，アポイントを守りキャンセル枠を有効利用する気持ちが強くなりました．医院づくりも機能し始め，延べ患者数は減るどころか増える結果となりました．スタッフが戻ってきたこともあって医院収入も目に見えて上がる結果となったのです．働き方改革に取り組んで本当に良かったと思っています．

ただし，ここに至るには，労使間のことで本当に悩みましたし，労働者ばかりを守る法律にむなしさも覚えました．生みの苦しみをずいぶん味わったことは申し添えます．その結果以前よりは少し育ボスになれたのかもしれません．

パール歯科は，平成29年11月より医療法人化しました．これはせっかく地域のために確固たる立場を築きあげたものを，地域のためにも，若いスタッフのためにも継続していきたい願いからです．親族ではない副院長へ，そしてまた次へと医院が承継され続いていってほしいと願います．それがまた，スタッフも働き続けられるという安心感にもなり，ワークライフのビジョンを作りやすい，つまりは働きやすい職場ということにもつながると思っています．

理事長・佐々木 良二

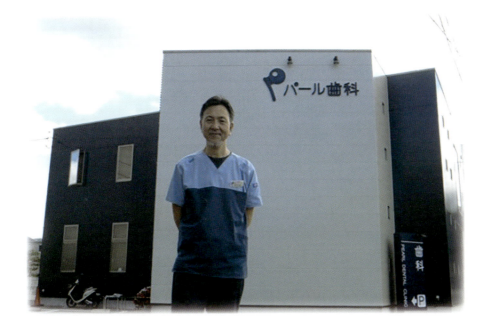

歴史ある歯科医院での働き方改革

「福岡県子育て応援宣言企業」登録
渡辺歯科医院

　渡辺歯科医院は，昭和41年に開業した，創設50年の歯科医院です．
　平成9年に継承し，すでに20年経ちました．
　継承とは，時代や世代が変わろうとも，歯科医院として継続して地域の患者さんの健康を守るということで，大変価値あることですが，プラスだけではなく，マイナス要因も引き継ぐわけですので，トータルで覚悟して臨む必要があります．歴史があるからこそ，今までのやり方でいいのではないか，変える必要があるのかと自問自答することになります．しかし，社会の変動に合わせて行った渡辺歯科医院での取り組みを，私の経験を通してお伝えしたいと思います．

医院継承

　私が父の医院を継承して間もない頃，結婚を機に退職するスタッフが続きました．当時，結婚退職は普通で結婚後も仕事を続ける人は少数でした．その度にいつも非常に残念な思いをしていました．
　結婚後も働き続ける仕組みがあれば医院も優秀な人材を失うことがなく，本人も安心して仕事を続けられるのではないかと，その当時は漠然と思っていました．
　周りを見ても，次第に地域の歯科医院の数は増加し，来院患者数の減少が見られていました．多くの医院は診療時間を延ばすことで来院患者数を確保しようとしたため，スタッフの労働環境は悪くなる一方でした．当院も例外ではなく，スタッフは疲弊し良い医療の提供はできず悩みは尽きませんでした．

変革をはじめて

　ただ患者さんを治療するだけの日々から抜け出したいという思いは次第に強くなり，医院の変革を平成25年に決意しました．6カ月かけて医院の理念を創り，平成26年1月28日から理念のもとに組織づくりを進めていくことになりました．その柱として5S（整理・整頓・清掃・清潔・躾）を行うことから始め，それに伴い

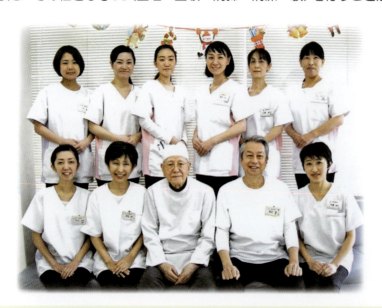

理念：私達は，健康を通して互いに関わる喜びと安心を提供する事で，
　　　幸せに生きる価値を創り続けます

仕事の視える化を進め，スタッフ全員体制でのマニュアルづくりが始まりました．

当時は，40を超えるプロジェクトを診療しながら進めていくわけですから，スタッフ全員で本当によく頑張ってくれたと思います．

労働環境について考える

変革を進めるうち，スタッフが家族介護のために退職するといったことが起き，スタッフの働き方についても考えるようになりました．

新人研修中，子育て中のスタッフ，介護中のスタッフなど，皆さんいろいろな状況で働いています．

それぞれが安心して働ける環境が必要であることを痛感しました．そこで労働環境を整えるために，新しい制度作りを始めました．

まず，時短制度の導入です．診療時間を9：00から18：00までとしました．時短社員は17：00に退社できるようにして保育園のお迎えなどに対応できるようになりました．

産休育休制度などは，長期計画が必要となるため，専門家である社会保険労務士さんと相談しながら進めます．この間は，人手不足となりますので，人材の補充が必要です．産休育児休暇を終え復帰した時に，その人が帰ってこられる場所を確保するためには，組織での働き方を根本的に変えておく必要もあります．休職後のスタッフの復職は，本人，医院，地域にとっても大変重要であるからこそ，人を育てる仕組みは，組織としての基本です．誰が見てもわかりやすいマニュアルを目指し，新人育成・復帰者育成システム作りまでを全員体制で取り組みました．星取表を活用した新人育成プログラムは，人の成長が一瞬でわかるいい仕組みです．

さて，いろいろな取り組みの中で進めた診療時間の短縮は，経営状況の悪化を招くのではないかと懸念していましたが，それも杞憂に終わり，逆に業務効率が上がり数字が伸びるという状況を生み出しました．

次世代を見据えて

女性が全力で働ける期間は限られています．

女性が多い職場である歯科医院においては，ワークライフバランスを考慮し，永く勤められるための働く仕組み作りが最重要課題です．

当院では，現在の取り組みをさらに確実化し，歯科医院としての責任を地域に誓うため，2017年，福岡県行政が実施している「子育て応援宣言企業」に登録しました．

今後も，結婚・出産・子育て・介護というように人生の様々な場面での働き方について，医院全体で支え合い，感謝しあえる体制を目指します．さらに組織自体を成長させるために，法人化を予定しています．

これからは，柔軟で様々な働き方が導入されていくことでしょう．その多様性に対応できるように，当院も働き方改革を続けるつもりです．

院長・渡辺　肇

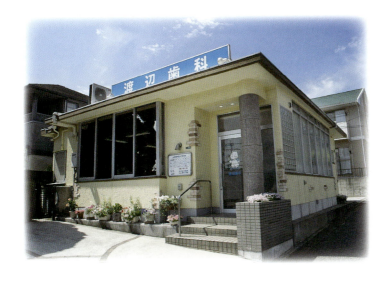
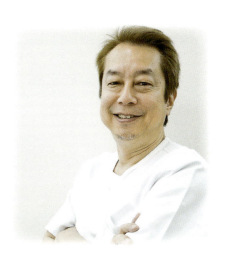

働きやすい歯科医院への道のり

「いしかわ男女共同参画推進宣言企業」認定

医療法人社団 のぞみ歯科医院

長らく「歯科医療界に元気がない」と言われています．
それを政策や社会情勢のせいにするのは簡単ですが，そのままでは前に進めません．
私は歯科界活性化のポイントが「ヒト」にあると考えています．

　当院は開業して16年目を迎えました．最初の数年は順調に成長していきましたが，次第に慢性的なスタッフ不足に悩み始めました．雇用してもすぐにやめてしまう．歯科衛生士の求人を出してもなしのつぶて．スタッフとのすれ違いも多く，「こんなに言っているのに何で分かってくれないのだろう」と頭を抱えていました．
　ちょうどそのころデンタルタイアップとの出会いがありました．「確固たる理念があれば，全員が同じ方向を向いて頑張ることができる」「働きやすい環境を提供してこそ，永く勤められる医院に成長できる」など数多くのことを学びました．
　当院が「ヒト」を大切にする組織へ変化したポイントをいくつか挙げてみます．

院長自身の変えなければならない意識

・院長が一番偉いのだからスタッフが自分に従うのは当然
・仕事が忙しいときに有給休暇を取るのはもってのほか
・スタッフがミスをしたり思い通り動かなかったりすれば叱りつける
　こんな考えや行動を改めないと，医院の変革に手を付けることはできません．
　歯科医師だけで医院を牽引した時代は過去のものとなり，現代はチーム医療の時代です．

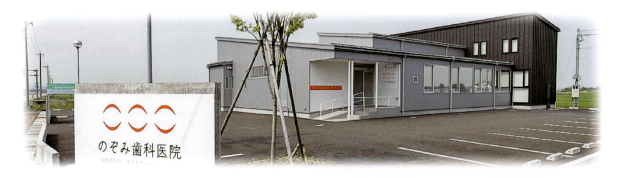

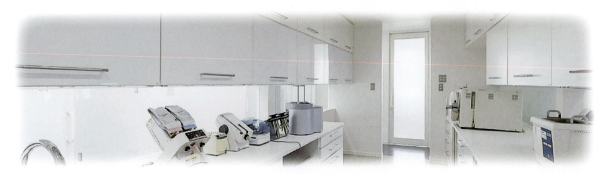

理念：私達は，一生を通して，健康という目標をあなたと共に目指します

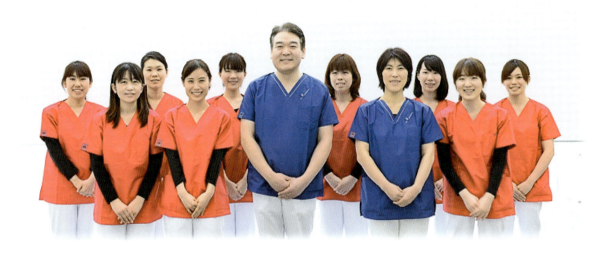

働く環境の整備

①徹底した5Sでスタッフの負担軽減
　動線を短くして，探さなくても物が出せることは重要です．何年たっても清潔ですがすがしい職場は，働く意欲を高めます．

②診療終了時間の切り上げ
　診療終了時間を19：00から18：00に前倒して，スタッフがプライベートな時間を充実できるようにしました．

③最後の患者さんが会計終了後5分で帰る
　残業時間が減り仕事のメリハリがつきます．

④診療室を個室化して仕事に集中できる環境を提供
　スタッフにまかされている医療，予防，管理に対して責任感が生まれ歯科医院としての専門性が上がりました．

⑤産休育休などの保障制度を提携
　労務は，社会保険労務士を交えて周知徹底し，復帰しやすい環境づくりを行います．それが院長としての役割です．

　当院は熊谷崇先生の提唱するメディカルトリートメントモデルにのっとり，徹底した齲蝕と歯周病の予防管理とメインテナンスを行っています．その中心的役割を果たすのが歯科衛生士です．受付や歯科助手も含め生涯患者さんに寄り添っていくスタッフたちが，結婚や出産，育児を経てなお安心して勤務できる環境を提供するのが，院長の仕事だと思っています．

院　長・小島　一敏

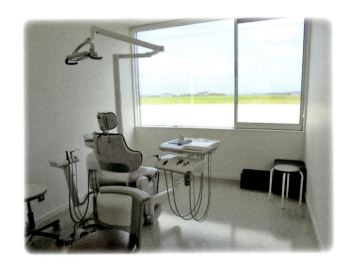

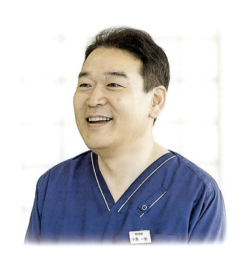

あっぷる歯科の「働き方改革」は5Sから始まった

「かごしま子育て応援企業」登録

医療法人仁誠会 あっぷる歯科医院

働きにくいの原因は環境にあった

あっぷる歯科医院は「働き方」を見直して4年目です．

私たちは，「健康のための歯科医療を実践し，あなたと共に健やかで幸せな人生を創ります」という理念のもと，組織に対する「心身共に豊かさを共有する」というビジョンによって様々な改善を行ってきました．

長い年月の間に，歯科医院の中には，モノが溢れんばかりにあったため，使うものを出す前に，聞く・動く・どかせる・探す・尋ねる等の追加行動が加わり，日々混乱しています．入職しても一カ月もたたないうちに「ここで働く自信がない」と退職する人が続きました．

自分たちの環境は自分たちの手で変える

私たちの職場改善は，5S活動（整理・整頓・清掃・清潔・躾）から始まりました．

自らシミだらけの床を張り替え，清掃を見直し，マニュアルを整備しました．活動当初はスタッフ同士の意思の相違や反発も多く混乱しました．何度も会議を重ねて意見をすり合わせながら，根気強く環境改善を続けるうち，患者様やディーラーさんから，「医院の雰囲気がだいぶ変わりましたね」と，声をかけて頂くことが増えてきました．

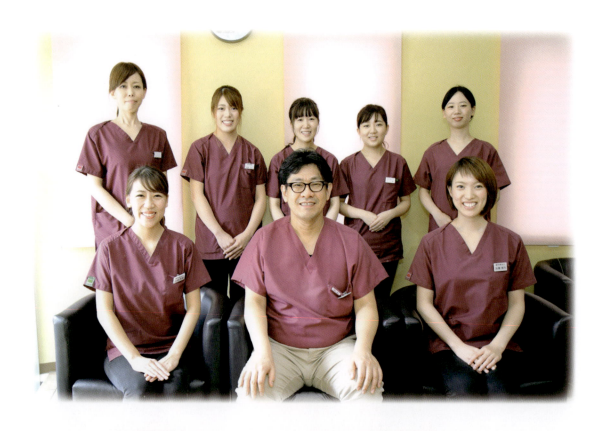

理念：私達は，健康のための歯科医療を実践し，あなたと共に健やかで幸せな人生を創ります

Before

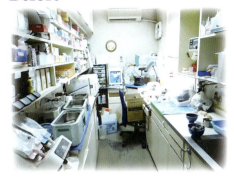

After

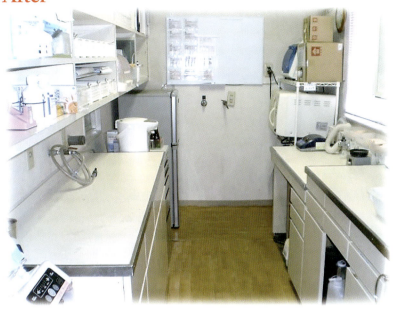

本当にやりたいことができるようになる

　以前から咬合療法を中心とした包括歯科診療を行っていましたが，その当時は団結することができませんでした．しかし，働く環境を整備することで，診療が効率化し，多くの患者さんに対応できる余裕が生まれてきました．今は，医院全体で包括歯科診療に取り組んでいくために，全員で研修会に参加します．これは，私たちの医院を良くしたい，患者様の健康に貢献したいという気持ちの現われです．

成長は客観的に確認する

　毎月公開になっている数字は，着実に右肩上がりを示しました．レントゲンのデジタル化，CTの導入など，医療の質を上げるための改善が始まっています．今の私たちは，全員が共通の認識を持ち，同じ目標に向かうことができるようになりました．以前ならば，想像すらできなかったことです．改善を進めることで，理念が医院全体に浸透し，スタッフ自身にも意識にも変化が現われてきたように思います．

　さて，理想の歯科医院像に少しずつ近づいてはいるものの，やはり悩みは尽きません．しかし，問題を一つひとつ確実に解決しながら乗り越えることは，働く私たちの成長へと繋がっているのではないかと思っています．

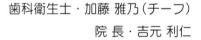

歯科衛生士・加藤 雅乃（チーフ）
院　長・吉元 利仁

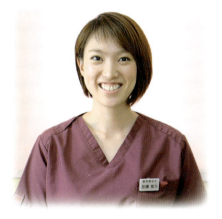
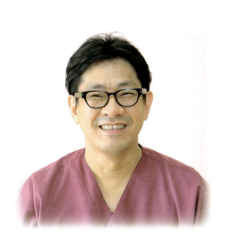

余裕ある時間確保のための働き方改革

「元気とやま！子育て応援企業」登録

やまざき歯科医院

土日休み・18時終了・有給休暇消化の診療体制

　現在，やまざき歯科医院では，週休二日の土日休み，終了時間18時で，有給休暇を積極的に消化する体制に変わりました．連休があることで，旅行へ行ったり，習い事をしたりと，プライベートな時間を含めて，人生を充実させることができるようになっています．

　働く環境改善を実現させた　やまざき歯科医院の取り組みを紹介したいと思います．

　私たちは，より良い治療をしていくために，スタッフが疲弊しない，働きやすい職場づくりを目標に，体制作りを進めました．しかし，そのために，患者人数を減らすことはできませんので，診療体制の効率化が課題となりました．

　私たちが行ったことは3つです．

①現状の問題点の把握

　ブレーンストーミングを行って，医院の問題点を抽出し，プロジェクトを立ち上げスタッフ全員体制で改善に努めました．最初の年に組まれたプロジェクト数は37．2年目も53のプロジェクトが立ち上がっています．それぞれのプロジェクトにリーダーを付けることによって，個々の責任感がアップしました．

　毎月のミーティングで話し合いや報告（進捗や数字）が行われ，歯科医院の「本当の意味での利益」を意識するようになりました．初めのころは，自己主張が弱い私たちでしたが，改善が進むにつれて，スタッフみんなが積極的に自分の意見を発言するようになり，医院全体の組織力が高まったことを実感できるようになってきました．

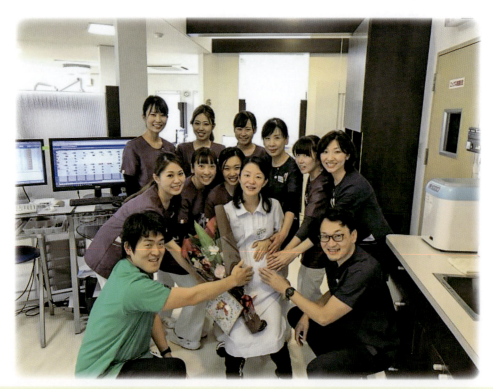

理念：やまざき歯科医院は，世界中の人々に，笑顔あふれる未来を創ります

②5S活動の強化

私たちが大切にしたのは，5S活動（整理・整頓・清掃・清潔・躾）です．不要なものを排除し，必要最小限のもので定位置・定数を定めることにより，ものを探すという無駄な時間がなくなりました．

仕事の明確化・単純化を図ることができるようになると，自然と治療時間の短縮につながり，効率よく診療が進められるようになりました．

清掃や躾においても，毎月強化月間を作り，目標を立てて意識が下がらないように工夫しています．

そうすることで，医院の中がすっきりとして働きやすい環境が整ってきました．

③マニュアル作成

マニュアルを作ることにより，誰でも効率よく同じ手順で作業できるようになり，スキルの統一化がはかれるようになりました．その結果，以前は新人が続かないこともありましたが，マニュアルを見せながら指導することで，教え方が異なるといった混乱が少なくなり，分からないことがさらなるマニュアルの改訂につながるといったメリットが生まれました．

マニュアルがあるおかげで，早いスピードで新人を一人前にさせることができるようになり，新人教育担当者はストレスなく人材育成ができています．

これからのやまざき歯科医院

上記の3つの取り組みによって，効率よく診療が進むようになったため，今までよりも多くの患者さんの受け入れが行えるようになってきました．普段の診療は忙しくなりましたが，地域の方々のために，歯科医院の増築・スタッフの増員が予定されています．

今後もより良い医院になるように，進化し続けていきたいと思います．

歯科衛生士・川波 春香（マニュアル作成プロジェクトリーダー）

院 長・山崎 史晃

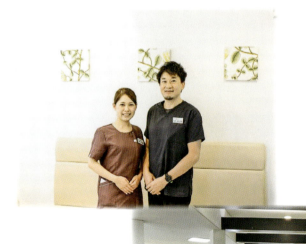
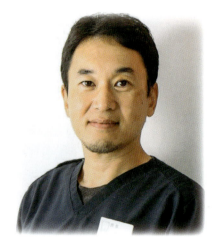

安心・安全な歯科医療を継続して提供するために
かかりつけ歯科医機能強化型歯科診療所になろう

患者さんのライフステージに合わせて，定期的かつ継続的な口腔管理を行う歯科診療所として「かかりつけ歯科医機能強化型歯科診療所（か強診）」が認定されるようになりました．患者さんとの一生のお付き合いを真剣に考える時代がきました．制度に合わせて環境を整えていきましょう．歯科医院として行うべきことの実現化です．

かかりつけ歯科医機能強化型歯科診療所ってなに？

以下の施設基準を満たした歯科医院が認定されます．

①**保険医療機関である歯科診療所であること**

②**過去1年間に次を算定していること**

- SPT I 又は SPT II （合わせて30回以上） ＋ フッ化物歯面塗布処置又はエナメル質初期う蝕管理加算（合わせて10回以上） の算定
- クラウン・ブリッジ維持管理料の算定
- 歯科訪問診療1／歯科訪問診療2 又は 連携する在宅療養支援歯科診療所（1か2）に歯科訪問診療を依頼 の算定（合わせて5回以上）
- 診療情報提供料 又は 診療情報連携共有料 の算定（合わせて5回以上）

③**高齢者の心身・口腔機能管理，緊急時対応，歯科疾患の継続管理の研修を修了した歯科医師1名以上在籍していること**

④**地域での在宅医療を担う保険医，介護，福祉関係者等と，文書をかわして連携体制を整備していること**

⑤**③に示す歯科医師が1年で 3つ以上 に該当していること**

- 居宅療養管理指導の実践アリ
- 地域ケア会議に実践アリ
- 介護認定審査会委員の経験アリ
- 多職種連携に係る会議参加アリ
- 栄養サポートチーム等連携会議参加アリ
- 在宅介護に関する研修参加アリ
- 認知症に関する研修参加アリ
- 退院前後での指導料の算定アリ
- 自治体事業に協力アリ
- 学校歯科医での活動アリ
- 歯科診療特別対応加算又は初診時歯科診療導入加算の算定アリ

かかりつけ歯科医機能強化型歯科診療所になると何ができるの？

①う蝕の重症化予防
②歯周病の重症化予防
③在宅訪問による口腔機能低下の重症化予防

保険でより一層効果的な予防管理ができるようになっています

小さなお子様から高齢者まで地域の患者さんの健康寿命を延ばすため，一生を通した予防管理の充実を目指しましょう．

すでに「か強診」の届出を行っている歯科診療所，平成32年3月31日までに，新基準で届出を再度行いましょう！
（平成32年3月31日までは経過措置として施設基準に該当しているとみなされます）

第6章
働く場の拡大

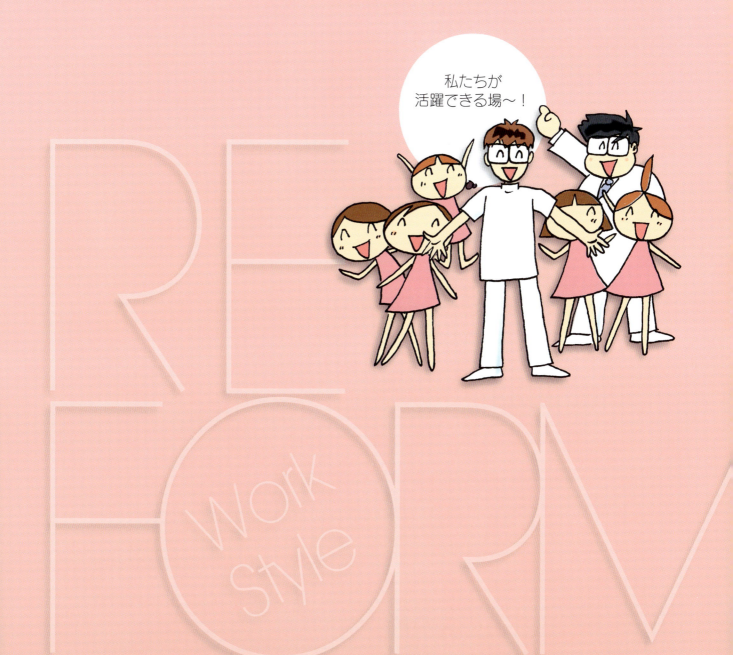

活躍できる場の拡大
私たちが活躍できる場

私たちが活躍できる場は広がってきています．
しかし，選ぶ職場によって求められていることも違います．
まずは，どのような職場があるのかを知っておきましょう．

どんどん職域は広がってきています

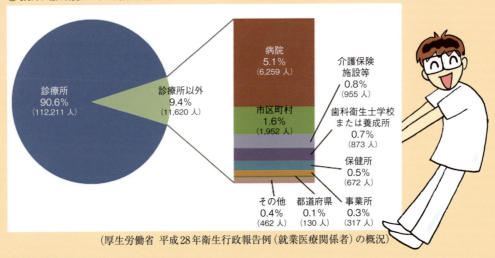

◎就業場所別にみた就業歯科衛生士（平成28年末現在）

診療所 90.6％（112,211人）
診療所以外 9.4％（11,620人）
病院 5.1％（6,259人）
介護保険施設等 0.8％（955人）
市区町村 1.6％（1,952人）
歯科衛生士学校または養成所 0.7％（873人）
保健所 0.5％（672人）
その他 0.4％（462人）
都道府県 0.1％（130人）
事業所 0.3％（317人）

（厚生労働省 平成28年衛生行政報告例（就業医療関係者）の概況）

就業場所別にみると，「診療所」が112,211人（構成割合90.6％）と最も多く，「診療所」以外は11,620人（9.4％）で，そのうち「病院」が6,259人（5.1％），次いで「市区町村」が1,952人（1.6％）でした．前回との比較では，就業場所別にみた就業歯科衛生士数の割合に大きな変化はありませんでした．

勤務先の開設者（歯科診療所の場合）

個人 （院長が運営）	常勤 5人まで	互いに声がかけやすいアットホームな感じでの運営です．新規開業や，歴史ある歯科医院の場合が多いです．
	常勤 5人以上	少し規模が大きくなって，組織としての運営が必要となります． 社会保障の健康保険（国保等→協会けんぽ等）・年金（国民年金→厚生年金）が変わります．
法人 （みんなで運営）		組織としての運営になりますので，院長もスタッフの1人として組織に属します．

歯科診療所

歯科衛生士の9割は歯科診療所に勤務しています．
地域に密着し，生涯を通して安心安全な診療を提供し，予防や管理を通して患者さんの健康を守ります．
訪問診療の対応により地域包括ケアシステムの中で活躍!!

介護保険施設

介護保険でサービスを提供できる施設．

介護老人福祉施設	特別養護老人ホーム（特養）要介護度3以上で，日常生活の世話や介護，機能訓練や健康管理などのサービスを提供する長期入所の生活施設
介護老人保健施設	医師による管理の下で，看護・介護，機能訓練や必要な医療を提供する入所施設
介護療養型医療施設（2018年より介護医療院に変更）	療養上の管理や医学的管理下の看護・介護・機能訓練を行う施設で，主に医療を重視した長期療養者への看護・介護を提供する医療施設

新しい分野です

上記以外の施設

軽費老人ホーム	低所得高齢者のための住居で，食事の提供や日常生活上必要な援助をする施設
養護老人ホーム	環境的・経済的に困窮した高齢者が，自立した生活や社会的生活に参加するために必要な指導訓練を援助する入所施設
認知症対応型共同生活介護	グループホーム 認知症高齢者のために日常生活上の世話・機能訓練を行う共同生活住居
有料老人ホーム	高齢者のための住居で，入浴・排泄・食事の介護や提供．洗濯などの家事・健康管理を行う施設

病院

20床以上の入院ができる施設．
多職種と一緒にチーム医療として活動，周術期の対応にも期待されています．

行政（都道府県，保健所，市町村）

歯科口腔保健の推進に関する法律（平成23年） により，全国で歯科保健条例が制定され，歯科保健が進められています．
地域の特性に合わせ，超高齢化対策，子育て支援をはじめ，各ライフステージ別等に対応しています．
専門職として働きますが，いろいろな人々との連携が求められます．
近頃では**口腔保健支援センター**が設けられ始めています．

医療と介護の連携

地域包括支援センター（市町村）は総合的に高齢者の生活を支える専門機関です．地域ケア会議を開催し，多職種による専門的視点を通して高齢者への支援の充実と地域づくりを目指します．
地域包括ケアシステムの整備に合わせ，**在宅歯科医療連携室**の設置が始まっています．
訪問診療を調整する窓口で，口腔に関する様々な相談にのります．

メーカーやフリーランス
その他活動の場は広がっています

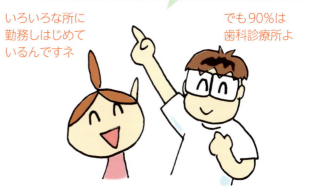

いろいろな所に勤務しはじめているんですネ

でも90%は歯科診療所よ

私たちの活動の場の広がり
地域全体で生活を支える仕組みづくり

2025年の地域包括ケアシステムに向かって社会が変わり始めています．

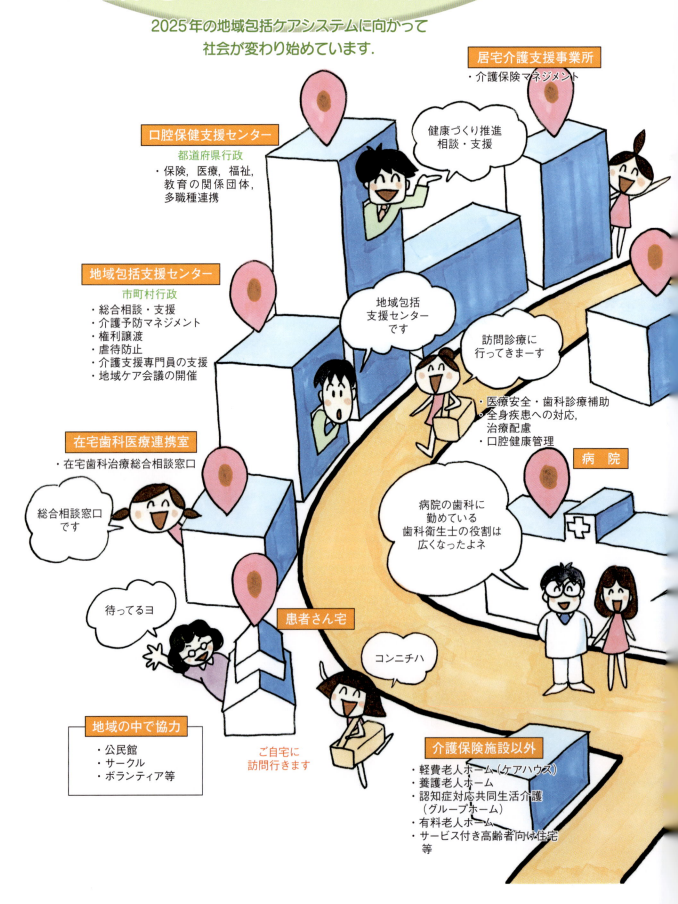

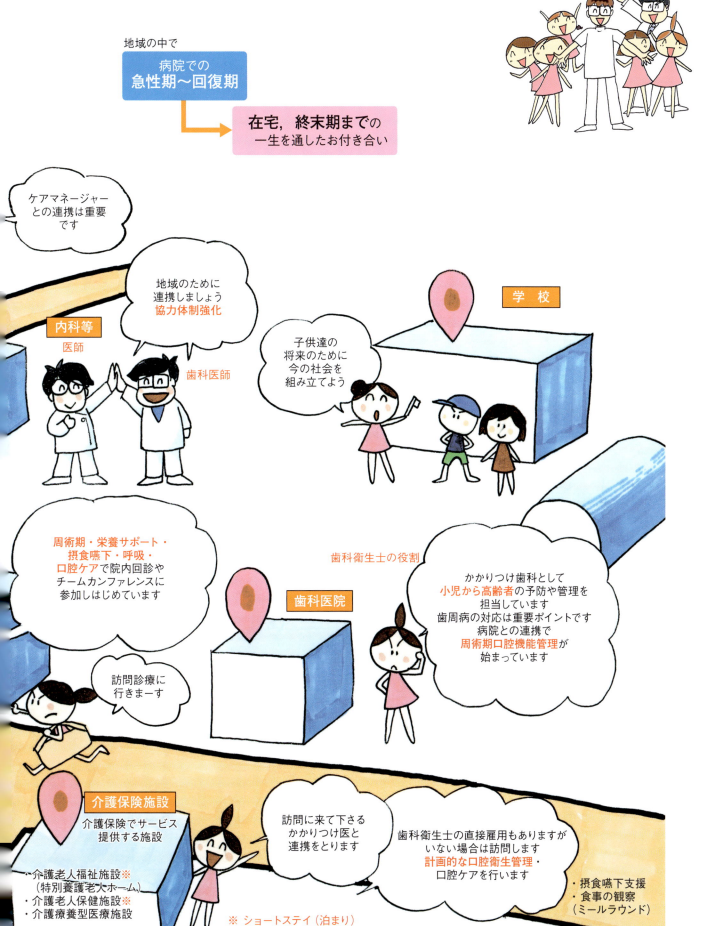

おわりに

　近代以降の日本は，明治維新後の急速な近代化や太平洋戦争敗戦後のいわゆる"奇跡の復興"をはじめとして，社会の価値観が180度変わってしまうほどの急激な変化を幾度か経験してきました．

　以来150年という歳月を費やし，さまざまな分野での改革が推進されて今日の社会・経済・生活の基盤が築かれてきました．しかし，現在の少子高齢化と総人口の減少はかつて日本が体験したことのない急激な変化であり，これまでのような改革が追い付かない状況にあります．

　これからの日本は，2020年までに行う「社会保障を含めた財政再建」，2025年に訪れるいわゆる団塊世代が75歳に達するまでに整えるべき「地域包括ケアシステム」の推進，団塊世代の人生最終段階への対応に加え，団塊ジュニアが60歳を超え生産年齢人口が急速に減少する「2035年問題」まで一気に時代は流れます．

　厚生労働省から出された保健医療2035提言書での基本理念は，公平・公正（フェアネス），自律に基づく連帯，日本と世界の繁栄です．待ったなしで，改革は進むはずです．

　2040年の国内死亡者数のピークを乗り切る時期までくれば，大きな試練を乗り切ったことでの成果を見出していることでしょう．

　世の中は，決して厳しいことだけではありません．

　人生100年時代を迎えて，若々しい高齢者の方々が増えています．

　実は，高齢者そのものの定義から変えてしまえば，世の中の生産年齢人口は増え，働き方そのものの考え方が変ってきます．日本に大きな意識改革を起こすことは可能です．

　モノの考え方ひとつで，意識や気分，行動もスピードも変わります．

　10年後，20年後の未来のために，今のあなたに，この本を活用していただくことを切に願って，筆をおきます．

　今の私たちが，若い世代に順次バトンタッチできますように……．

　次の世代が安心して生活できる日本でありますように……．

　そのために，今の私たちが自ら厳しく未来に対して投資し，日本という国を支えると誓います．

　どこかで日本という国の未来について語り合いましょう．

　その時に，またお会いできますことを祈っています．

　　　　　　　　　　　　　　　　　　　　　　　　　　　編集代表　小原啓子
　　　　　　　　　　　　　　　　　　　　　　　　　　　　　　　松坂文則
　　　　　　　　　　　　　　　　　　　　　　　　　　　　　　　河野佳苗
　　　　　　　　　　　　　　　　　　　　　　　　　　　　　　　池内麻衣

参考文献

1）A.H. マズロー（小口忠彦訳）：改訂新版　人間性の心理学　モチベーションとパーソナリティ，産業能率大学出版，1987.
2）アルフレッド D. チャンドラー，Jr.（有賀裕子訳）：組織は戦略に従う，ダイヤモンド社，2004.
3）荘司芳樹：図解わかる労働基準法 2017-2018 年版，新星出版社，2017.
4）スチュアート・クレイナー（嶋口充輝監訳，岸本義之・黒岩健一郎訳）：マネジメントの世紀 1901 → 2000，東洋経済新報社，2000.
5）DIAMOND ハーバード・ビジネス・レビュー編集部編訳：人材育成の戦略　評価，教育，動機づけのサイクルを回す，ダイヤモンド社，2007.
6）村松司叙：現代経営学総論第 2 版，中央経済社，1991.
7）三谷宏治：経営戦略全史，株式会社ディスカヴァー・トゥエンティワン，2013.
8）布施直春：小さな会社の労働基準法と就業規則，ナツメ社，2005.
9）フレデリック W. テイラー（有賀裕子訳）：新訳　科学的管理法　マネジメントの原点，ダイヤモンド社，2009.
10）内閣府：経済財政白書―技術革新と働き方改革がもたらす新たな成長，内閣府，2017.
11）内閣府：高齢社会白書，内閣府，2016.
12）厚生労働省：厚生労働白書　人口高齢化を乗り越える社会モデルを考える，厚生労働省，2016.
13）中小企業庁：中小企業白書―地域発，中小企業イノベーション宣言！―，中小企業庁，2015.
14）中小企業庁：中小企業白書　中小企業のライフサイクル―次世代への継承―，中小企業庁，2017.
15）医療分野の「雇用の質」向上のための勤務環境改善マネジメントシステム導入の手引き（改訂版），厚生労働省ホームページ（https://iryou-kinmukankyou.mhlw.go.jp/outline/download/pdf/iryoubunya_tebiki.pdf/2017-10-25 最終アクセス日）
16）保健医療 2035 提言書，厚生労働省ホームページ（http://www.mhlw.go.jp/file/04-Houdouhappyou-12601000-Seisakutoukatsukan-Sanjikanshitsu_Shakaihoshoutantou/0000088647.pdf/2017-10-25 最終アクセス日）
17）平成 25 年就労条件総合調査の概況，厚生労働省ホームページ（http://www.mhlw.go.jp/toukei/itiran/roudou/jikan/syurou/13/dl/gaiyou.pdf/2017-10-25 最終アクセス日）
18）経済財政諮問会議：経済・財政再生計画改革工程表 2016 年改定版，厚生労働省ホームページ（http://www5.cao.go.jp/keizai-shimon/kaigi/special/reform/281221_devided/report_281221_2_1.pdf/2017-10-25 最終アクセス日）
19）新たな医療の在り方を踏まえた医師・看護師等の働き方ビジョン検討会報告書，厚生労働省ホームページ（http://www.mhlw.go.jp/file/05-Shingikai-10801000-Iseikyoku-Soumuka/0000161081.pdf/2017-10-25 最終アクセス日）
20）厚生労働省職業安定局　雇用開発部雇用開発企画課：働きやすい・働きがいのある職場づくりに関する調査報告書，厚生労働省ホームページ（http://www.mhlw.go.jp/chushoukigyou_kaizen/investigation/report.pdf/2017-10-25 最終アクセス日）
21）終末期医療に関する意識調査等検討会：人生の最終段階における医療に関する意識調査報告書，厚生労働省ホームページ（http://www.mhlw.go.jp/bunya/iryou/zaitaku/dl/h260425-02.pdf/2017-10-25 最終アクセス日）
22）日本の財政関係資料，財務省ホームページ（http://www.mof.go.jp/budget/fiscal_condition/related_data/201704_00.pdf/2017-10-25 最終アクセス日）
23）財政制度等審議会：「経済・財政再生計画」の着実な実施に向けた建議，財務省ホームページ（http://www.mof.go.jp/about_mof/councils/fiscal_system_council/sub-of_fiscal_system/report/zaiseia290525/04.pdf/2017-10-25 最終アクセス日）
24）これからの日本のために財政を考える，財務省ホームページ（https://www.mof.go.jp/budget/fiscal_condition/related_data/201704_00_kanryaku.pdf/2017-10-25 最終アクセス日）
25）中小企業ワーク・ライフ・バランス対応経営マニュアル　強い会社になるために，中小企業庁ホームページ（http://www.chusho.meti.go.jp/keiei/koyou/wlb/download/ChushoWLBManual.pdf/2017-10-25 最終アクセス日）

26）ワーク・ライフ・バランスの推進に関する政策評価書，総務省ホームページ（http://www.soumu.go.jp/main_content/000233774.pdf/2017-10-25 最終アクセス日）
27）平成24年度男女共同参画社会の形成の状況及び平成25年度男女共同参画社会の形成の促進施策（平成25年版男女共同参画白書）概要，内閣府ホームページ（http://www.gender.go.jp/about_danjo/whitepaper/h25/gaiyou/pdf/h25_gaiyou.pdf/2017-10-25 最終アクセス日）
28）働き方改革実現会議決定：働き方改革実行計画，首相官邸ホームページ（http://www.kantei.go.jp/jp/singi/hatarakikata/pdf/honbun_h290328.pdf/2017-10-25 最終アクセス日）
29）閣議決定：ニッポン一億総活躍プラン，首相官邸ホームページ（https://www.kantei.go.jp/jp/singi/ichiokusoukatsuyaku/pdf/plan1.pdf/2017-10-25 最終アクセス日）
30）はたさぽ　ナースのはたらくサポートブック，公益社団法人日本看護協会ホームページ（https://www.nurse.or.jp/nursing/shuroanzen/madoguchi/hatasapo/pdf/2017hatasapo_all.pdf/2017-10-25 最終アクセス日）
31）新人看護職員臨床研修における研修責任者・教育担当者育成のための研修ガイド，社団法人日本看護協会ホームページ（http://www.mhlw.go.jp/file/06-Seisakujouhou-10800000-Iseikyoku/0000078004.pdf/2017-10-25 最終アクセス日）
32）看護職のワーク・ライフ・バランス推進ガイドブック，公益社団法人日本看護協会ホームページ（http://www.nurse.or.jp/kakuho/pc/various/guidebook/pdf/guidebook.pdf/2017-10-25 最終アクセス日）
33）2025年に向けた看護の挑戦　看護の将来ビジョン　いのち・暮らし・尊厳をまもり支える看護，公益社団法人日本看護協会ホームページ（https://www.nurse.or.jp/home/about/vision/pdf/vision-4C.pdf/2017-10-25 最終アクセス日）
34）勤務医の健康支援に関する検討委員会：勤務医の労務管理に関する分析・改善ツール，公益社団法人日本医師会ホームページ（http://dl.med.or.jp/dl-med/kinmu/kshien_tool201403k.pdf/2017-10-25 最終アクセス日）
35）歯科衛生士の人材確保・復職支援等に関する検討会報告書，公益社団法人日本歯科衛生士会ホームページ（https://www.jdha.or.jp/pdf/fukusyokusien.pdf/2017-10-25 最終アクセス日）
36）小原啓子：チームで取り組む歯科医院の活性化　現場で起こる変革のドラマ，医歯薬出版，2009．
37）小原啓子：歯科医院の活性化　仕事の視える化シリーズ　Part1　マニュアル作りで仕事を視える化，医歯薬出版，2010．
38）小原啓子：歯科医院の活性化　仕事の視える化シリーズ　Part2　5Sで仕事の視える化，医歯薬出版，2010．
39）小原啓子：歯科医院の活性化　仕事の視える化シリーズ　Part3　人財として人を育てる，医歯薬出版，2011．
40）小原啓子：歯科医院の活性化　仕事の視える化シリーズ　Part4　ホンマモンの歯科医療スタッフ，医歯薬出版，2011．
41）古山和宏，井上善海，小原啓子，伊藤尚史：歯科学と経営学の融合「歯科医院経営の心得」，医歯薬出版，2012．
42）小原啓子，河野佳苗：はいしゃさんの仕事段取り術，医歯薬出版，2014．
43）小原啓子，藤田昭子，石田眞南：はいしゃさんの仕事カイゼン術，医歯薬出版，2016．

デンタルタイアップ
小原 啓子
畠山 知子
河野 佳苗
藤田 昭子
石田 眞南
池内 麻衣
片岡 さおり

　　　著書一覧

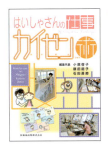

はいしゃさんの仕事カイゼン術

歯科医院におけるカイゼンの考え方や進め方，体制づくりを図解！診療所の歯科衛生士の人材育成のポイントがわかる．医療法改正の趣旨に則して，臨床現場で求められる医療安全等の実践的な知識・技能についても掲載

★日本歯科衛生士会　推薦★

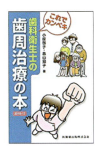

これでカンペキ歯科衛生士の歯周治療の本2016-17

改訂を重ねたベストセラー書の最新版!! 診療報酬改定の度に全面的に改訂！歯周治療にチャレンジする書！

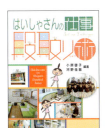

はいしゃさんの仕事段取り術

今，なぜ組織として「段取り」までをも考えなくてはならないのか．"カイゼン"を積み重ねて段取りよく仕事を進めるための視えるヒントが満載

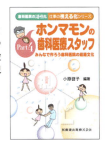

歯科医院の活性化
仕事の視える化シリーズPart4
ホンマモンの歯科医療スタッフ
みんなで作ろう歯科医院の組織文化

「歯科医院の活性化 仕事の視える化シリーズ」完結．シリーズ最終章は，「組織としての文化」のある歯科医院を築きあげるための歯科医療スタッフについての本．

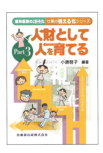

人財として人を育てる
(歯科医院の活性化 仕事の視える化シリーズ)

どのような人材をどのように育成するかを，組織として考え，安定した人材育成を行うための「育てる仕組み」作りについて解説．

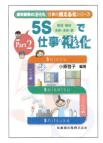

歯科医院の活性化
仕事の視える化シリーズPart2
5Sで仕事の視える化

歯科医院をプロ集団にするためには，仕事の基本を整えることが大切．そのポイントを5Sによって進めよう．

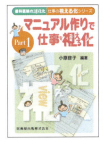

歯科医院の活性化
仕事の視える化シリーズPart1
マニュアル作りで仕事を視える化

歯科医院をチーム一丸でまとめていくには，情報をいかに共有するかがポイント．知識創造理論を使ってマニュアルを作ろう．

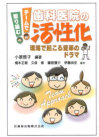

チームで取り組む歯科医院の活性化
現場で起こる変革のドラマ

歯科医院を変革するためにはどうしたらいいのか．仕事を視える化して，それぞれの強みを生かした体制に．変革を行った歯科医院からの報告満載

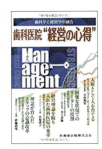

歯科学と経営学の融合
歯科医院"経営の心得"

古山和宏・井上善海・
小原啓子・伊藤尚史　著

リーダーシップとは．人財育成とは．まさしく院長や執行部に読んで頂きたい一冊．

2012年9月発行

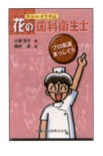

チョーイケテル花の歯科衛生士
プロ街道まっしぐら

歯周病を患者さんにどのように説明したらいいの？の要望にお答えしました．マンガで読める歯周治療の本．

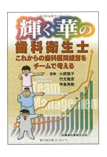

輝く華の歯科衛生士これからの歯科医院経営をチームで考える

チームで働くという事は何か？歯科衛生士を続けていくためにはどうしたらいいのか，キャリアのレベルを測ることができる内容です．まさしく経営の基礎本！

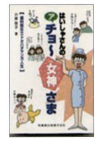

はいしゃさんのアチョー女神さま
―歯科衛生士ドタバタマンガ人生

歯科衛生士を続けていくためにはどうしたらいいのか，結婚，出産，育児を通して生き方を提案！

【編著者略歴】

小原 啓子
- 1980年　広島歯科衛生士専門学校(現:広島高等歯科衛生士専門学校)卒
- 1980年～2006年3月　広島県歯科医師会勤務
  広島口腔保健センター,広島高等歯科衛生士専門学校担当
- 2004年　産業能率大学経営情報学科卒
- 2006年　広島大学大学院社会科学研究科マネジメント専攻(経営戦略研究室)修了
- 2007年　デンタルタイアップ設立　代表
- 2011年　株式会社　デンタルタイアップに法人化　代表取締役
- 2015年　神奈川歯科大学短期大学部客員教授
- 2016年～2017年　公益社団法人 日本歯科衛生士会「歯科衛生士の人材確保・復職支援等に関する検討会」構成員
- 2017年～2018年3月　公益社団法人 日本歯科衛生士会「歯科衛生士に対する復職支援・離職防止等推進事業」
  歯科衛生士に関する共通ガイドライン作成委員会　構成員

松坂 文則
- 1956年　江田島市生まれ
  広島修道大学商学部卒業
  製薬会社～クレジット会社～コンピューターメーカー勤務
- 2003年　社会保険労務士試験合格
- 2004年　松坂社会保険労務士事務所開業

河野 佳苗
- 2006年　広島大学歯学部附属歯科衛生士学校(現:広島大学歯学部口腔保健学科)卒
- 2006年～2008年　Dr.Rod and Dr.Susan DDS　アシスタントとして従事
- 2008年～2010年　広島県広島市地域歯科医院　勤務
- 2010年～　株式会社　デンタルタイアップ　勤務
- 2016年　産業能率大学 情報マネジメント学部 卒
- 2016年～2017年6月　公益社団法人 日本歯科衛生士会「歯科衛生士の人材確保・復職支援等に関する検討会」
  ワーキンググループ(作業員会)構成員
- 2017年～2018年3月　公益財団法人 日本歯科衛生士会「歯科衛生士に対する復職支援・離職防止等推進事業」
  歯科衛生士に関する共通ガイドライン作成委員会　構成員
- 2017年～　北九州市立大学大学院　マネジメント研究科　在学中

池内 麻衣
- 2001年　香川県歯科技術専門学校(現:香川県歯科医療専門学校)卒業
- 2001年～2015年　香川県高松市地域歯科医院　勤務
- 2016年～　株式会社　デンタルタイアップ　勤務

【イラスト】

真砂 武
- 1963年福岡県生まれ
- 5人の子供を持つ感性豊かな会社員.いつも小原の本のイラストを担当

はいしゃさんの働き方改革　　ISBN978-4-263-42250-2

2018年3月25日　第1版第1刷発行

編著者　小 原 啓 子
　　　　松 坂 文 則
　　　　河 野 佳 苗
　　　　池 内 麻 衣
発行者　白 石 泰 夫
発行所　医歯薬出版株式会社
〒113-8612　東京都文京区本駒込1-7-10
TEL.(03)5395-7638(編集)・7630(販売)
FAX.(03)5395-7639(編集)・7633(販売)
https://www.ishiyaku.co.jp/
郵便振替番号 00190-5-13816

乱丁,落丁の際はお取り替えいたします.　　印刷・真興社／製本・愛千製本所
© Ishiyaku Publishers, Inc., 2018. Printed in Japan

本書の複製権・翻訳権・翻案権・上映権・譲渡権・貸与権・公衆送信権(送信可能化権を含む)・口述権は,医歯薬出版(株)が保有します.
本書を無断で複製する行為(コピー,スキャン,デジタルデータ化など)は,「私的使用のための複製」などの著作権法上の限られた例外を除き禁じられています.また私的使用に該当する場合であっても,請負業者等の第三者に依頼し上記の行為を行うことは違法となります.

JCOPY ＜(社)出版者著作権管理機構 委託出版物＞
本書をコピーやスキャン等により複製される場合は,そのつど事前に(社)出版者著作権管理機構(電話03-3513-6969,FAX 03-3513-6979,e-mail:info@jcopy.or.jp)の許諾を得てください.

はいしゃさんの仕事 カイゼン術
Reformation Technique

編集代表
小原啓子
藤田昭子
石田眞南

A4判／128頁／オールカラー
定価（本体 4,000円＋税）
ISBN978-4-263-44472-6

本書でのカイゼンの定義
カイゼンとは，互いに喜びを分かち合える最善の歯科医療サービスを提供するために，問題を視える化し，継続して問題解決することで，豊かな人生を築くことです

カイゼンって大変？
働く環境で何をカイゼンするの？
カイゼンは何からはじめるの？……etc

歯科医院におけるカイゼンの考え方や進め方，体制づくりを図解！

1人では解決できなくともチームだったら何でもできる．
職場づくりはプロセスをふんで小さなカイゼンをくり返します！
カイゼンを繰り返すことで納得できる理想的な歯科医院に成長できるはずです！
さあ，理念に則って，職場のカイゼンを始めましょう！

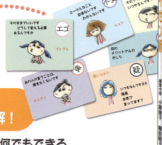
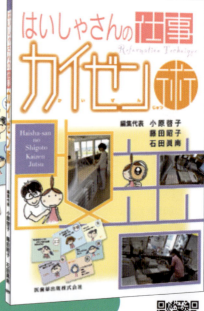

CONTENTS

第1章
やってきました職場カイゼンの時代
あなたの職場は大丈夫？

第2章
働く環境のカイゼン具体的な進め方
―カイゼンのプロセス―

第3章
混乱からの脱出　担当部署別カイゼン
―カイゼンのポイント―
①受付編　②診療編　③消毒編
④物品管理編　⑤技工編
⑥スタッフルームの活用編　⑦特別編

第4章
協力しあって仕事をする

最後に…

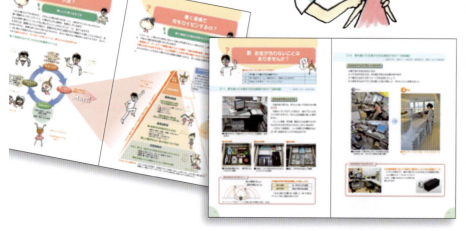

医歯薬出版株式会社
〒113-8612　東京都文京区本駒込1-7-10　TEL.03-5395-7630　FAX.03-5395-7633　https://www.ishiyaku.co.jp/

はいしゃさんの仕事 段取り術

Set-up Technique

小原啓子 編著
河野佳苗 編著

- A4判／104頁／オールカラー
- 定価（本体 3,800円+税）
ISBN978-4-263-44406-1

準備がスムーズでやるべき事が視える化され、片づけまでをも整えられている事が"仕事の段取り"術

仕事は互いに支え合い、尊重し、感謝し認め合う体制の中で!!

"カイゼン"を積み重ねて段取りよく仕事を進めるための視えるヒントが満載

Contents

1. **待合室編** まず、やってみよう待合室のスッキリ感アップ
   いらない物はいっさい置かず、待合室を使ってPR
2. **受付編** 受付を見ればはいしゃさんの姿勢が分かる
   受付ははいしゃさんの顔であり、全体を動かす頭脳である
3. **診療室編** 日々の診療は「視える化」から
   一瞬で取り出す・動く・納める そんな仕組みを作っていこう
4. **消毒ルーム編** 医療として一番しっかり動かす所
   使う器材や薬剤についてはみんなで理解しあいましょう
5. **技工室編** 技工室には歯科医院のプライドが見える
   5S活動の最も難易度が高い所 簡単にできそうで奥が深い
6. **スタッフルーム編** 一番大切にしなければならない裏の中心
   スタッフルームは、皆が語り合い、情報が集約されている場と考える
7. **人材育成編** 仲間として大切に育てる そして協力して良き医療を提供する
   診療の質は技術だけではない スタッフ全体で行う総合力が問われている
8. **情報共有編** 全体に情報をスピーディーに流す
   「言った」「言わない」と言わせない仕組みを作る
9. **組織としての姿勢編** 互いに認め，感謝し，尊重しあえる体制へ
   もし役職についたならば、人を支える役目についたのだと覚悟しなさい

Message 今、なぜ組織として「段取り」までをも、考えなくてはならないのか

医歯薬出版株式会社

〒113-8612　東京都文京区本駒込1-7-10　TEL.03-5395-7630　FAX.03-5395-7633　https://www.ishiyaku.co.jp/